Te7
180

(Ungerer la couverture)

LA

MÉDECINE EXPÉRIMENTALE

SA FONCTION, SES LIMITES

PAR LE Dr H. PIDOUX

MEMBRE DE L'ACADÉMIE DE MÉDECINE
MÉDECIN HONORAIRE DES HÔPITAUX DE PARIS
INSPECTEUR DES EAUX-BONNES

PARIS

P. ASSELIN, SUCCESSEUR DE BÉCHET JEUNE ET LABÉ
Place de l'École-de-Médecine.

1876

Te7 180

Te7 180

LA

MÉDECINE EXPÉRIMENTALE

SA FONCTION, SES LIMITES

PAR LE Dr H. PIDOUX

MEMBRE DE L'ACADÉMIE DE MÉDECINE
MÉDECIN HONORAIRE DES HÔPITAUX DE PARIS
INSPECTEUR DES EAUX-BONNES

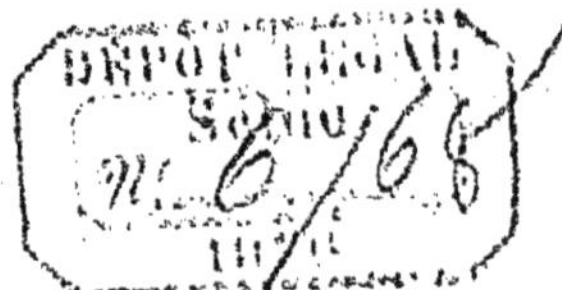

Te 7/180

Extrait de L'UNION MÉDICALE (Troisième série)
Année 1876.

LA MÉDECINE EXPÉRIMENTALE

SA FONCTION, SES LIMITES

I

La médecine expérimentale veut se substituer à la médecine clinique pour fonder la médecine scientifique. — Cependant la maladie expérimentale manque de l'essence de toute maladie, la spontanéité. — De la spontanéité en général.

On voit de notre temps s'accomplir ensemble, et comme s'ils étaient connexes, deux faits qui seront signalés un jour dans l'histoire de la médecine : c'est, d'une part, l'abandon de l'enseignement clinique réel, vivant ; et, d'autre part, la naissance et le développement de la *médecine expérimentale*.

Il est impossible de ne pas voir un rapport entre ces deux phénomènes historiques ; car, au fur et à mesure que l'enseignement clinique baisse et semble abdiquer, la médecine expérimentale prend faveur et s'étend. Les cours de clinique médicale ne sont déjà plus que des leçons de pathologie interne faites *ad libitum*, sans suite et sans méthode, tandis que la clinique, ou l'étude sur le vivant, a changé de théâtre, et, quittant les hôpitaux, semble s'être retirée dans les laboratoires de physiologie. Cette révolution médicale se fait au nom de la médecine scientifique, que la simple physiologie et la vraie clinique sont impuissantes, dit-on, à fonder, et qui ne peut sortir des ornières de l'empirisme qu'à l'aide de la pathologie et de la thérapeutique expérimentales.

Nous verrons tout à l'heure si ces deux méthodes ne font pas faire plus de progrès à la physiologie qu'à la médecine, et si les expérimentateurs ne confondent pas trop souvent celle-ci avec la physiologie, comme ils confondent la maladie avec la symptomatogénie ou avec le mode de génération et d'enchaînement des symptômes.

L'art gagne-t-il autant que la science à ces expérimentations dont les conclusions brillent et éblouissent avec la clarté de tous les artifices ? L'hygiène et le pronostic dans l'individu et dans l'espèce, qui sont presque toute la médecine, trouvent-ils dans les applications physico-chimiques et même physiologiques que chaque année apporte et emporte, une compensation suffisante aux distractions que ces études auxiliaires causent à l'œuvre traditionnelle et continue des cliniciens, des observateurs patients des lois de la santé, de la maladie et de leurs rapports ? C'est ce que je rechercherai. Sans doute, on doit expliquer les phénomènes morbides, et j'y suis porté autant que personne; mais il faut les expliquer en approfondissant par une observation infatigable, les causes, la marche, les corrélations des maladies spontanées. Rien ne remplacera cette opération constante de la pensée, cette incubation intellectuelle continue devant le malade, cette parturition naturelle et mûre de l'esprit. Lorsque cette grande méthode a besoin d'aide, elle doit s'adresser à l'anatomie et à la pathologie comparées, à l'embryologie et à la médecine vétérinaire. Les vivisections ont leur place pour certaines vérifications et l'éclaircissement péremptoire de quelque point limité, tel que le mode de production d'un symptôme ou de tout autre détail de ce genre, quelquefois important, le plus souvent curieux et plus physiologique que médical, etc.....

« L'expériment est périlleux, a dit Hippocrate, et le jugement difficile. » Difficile, j'ose ajouter qu'il doit l'être, parce que cela est dans la nature des choses. Cependant, comparée à la clinique et à ses profondeurs infinies, la médecine expérimentale et ses conclusions ne sont qu'un jeu. On est séduit, parce qu'on comprend tout immédiatement et sans peine, et qu'on est bientôt aussi fort que les maîtres. Gardons-nous cependant de la médecine facile. Si l'expériment est décevant, notre art est le plus difficile de tous les arts, et aucune science n'est aussi complexe et obscure que notre science en dépit des lumières que versent sur elle les études expérimentales. Il n'y a plus de maîtres en clinique nosocomiale; ils foisonnent en médecine expérimentale. Ici, j'ai besoin d'être juste et de distinguer.

Magendie avait inauguré la médecine expérimentale au Collége de France; mais Magendie, qui concevait ingénieusement et exécutait avec dextérité une expérience, en tirait presque toujours des conséquences baroques. Pourquoi? Parce que ce physiologiste, aussi paradoxal qu'habile, n'avait pas l'esprit de la physiologie. Tous les problèmes de cette science se posaient ainsi à ses yeux : réduire un phénomène de l'ordre organique ou vital à un phénomène de l'ordre qu'on nomme encore aujourd'hui physique ou chimique. Son élève, — je ne dis pas son disciple, — M. Cl. Bernard, instinctivement et excellemment doué de l'esprit de la physiologie, se plaça du premier coup, dès sa première expérience, à la hauteur de la science de la vie. Cela n'est pas un petit éloge. L'esprit de la physiologie et le physiologiste sont rares. Chaque siècle n'en voit pas naître un; car Hunter, Bordeu, Bichat ne sont pas du nôtre. C'est que la physiologie touche à la philosophie et, en certains points élevés de son domaine, va même se confondre avec elle. Or, Magendie, et l'école subalterne qui en est sortie, cette école sceptique que M. Cl. Bernard a immédiatement dominée, méprisent la philosophie, sans avoir même l'esprit du renard qui trouva trop verts les raisins trop hauts.

M. Cl. Bernard est un maître, je suis heureux de le reconnaître; car je suis toujours peiné quand je me trouve forcé de n'être pas de son avis. Aussi, quand j'ai dit que les maîtres en médecine expérimentale sont aussi nombreux que sont rares les maîtres en clinique, j'ai voulu parler de cette couche subalterne de tout à l'heure, qui régente aujourd'hui la médecine à coups d'expériences sur les animaux. Elle se multiplie comme toutes les espèces éphémères, à cause de la facilité séduisante de la méthode et du spécieux des applications. La mode trompe sur les caractères du vrai comme sur ceux du beau. On passe alors, sans s'en douter, à côté des difficultés de la médecine clinique, masquées par le prestige de l'expérimentale, sans se douter que celle-ci n'est qu'un prétexte et une occasion pour étendre et varier le domaine et les exercices de la physiologie.

Médecine expérimentale : ces deux mots semblent, en effet, s'exclure. Prononcés il y a soixante ans, ils n'auraient éveillé d'autre idée que celle de médecine appuyée sur l'expérience. Aujourd'hui, ils signifient positivement médecine artificielle, ou médecine appuyée sur l'expérimentation. C'est comme si on disait la médecine fausse, contrefaite. On serait un peu plus autorisé à dire la pathologie expérimentale. Un traumatisme, un empoisonnement, la privation subite et factice d'un influx quelconque, n'ont jamais été considérés comme des maladies; car la maladie proprement dite suppose une incubation, une prédisposition active, une génération interne, ce qu'on appelle une action spontanée ou la spontanéité. Il faut donc d'abord s'entendre sur la valeur scientifique de ce mot de *spontanéité;* car il est synonyme de vie.

Une action, un phénomène sont spontanés, lorsqu'ils se produisent sans cause immédiate nécessitante, et comme d'eux-mêmes, ou lorsque, pour se manifester, ils ne reçoivent du dehors que des incitations. Celles-ci sont plutôt des milieux ou des conditions d'existence que des causes proprement dites, qui éveillent, mais peuvent ne pas éveiller le phénomène. On en conclut alors qu'il a sa véritable cause en lui, et que par conséquent, cette cause est une cause génératrice. Spontanéité suppose donc évolution ou génération; et c'est pour cela qu'il est synonyme de vie. La vie proprement dite ne commence, en effet, que là où il y a génération; car la nutrition n'est qu'une génération continuée. Spontanéité peut aussi se traduire par instinct. Il n'y a pas d'instinct qui ne la suppose, et la spontanéité est toujours instinctive. Ce n'est pas que la vie ne soit répandue dans toute la nature. Pour être déplacé et mû par le corps choquant, le corps choqué doit être doué d'une cohésion et d'une solidarité de ses molécules, puis d'une vibratilité en vertu desquelles il est ébranlé, résiste ou se déplace, suivant la somme d'impulsion du corps qui l'a frappé. Il n'y a rien d'absolument passif dans la nature; car le corps choqué réagit à sa manière. Toute passivité n'est que relative ou comparée. Passivité absolue n'a de synonyme que néant. L'inertie est une force. Cependant on est convenu, et il faut nous en tenir là, de ne faire commencer la spontanéité qu'aux règnes vivants. Les végétaux en sont déjà doués : ils naissent, se nourrissent, ont certains instincts, se reproduisent et meurent; car il n'y a ni vie ni spontanéité sans instinct ou sans mouvements coordonnés en vue d'une fonction. Instinct et spontanéité supposent donc toujours, je le répète, une impulsion intérieure irrésistible.

Je ne rechercherai pas si, depuis les premiers linéaments des règnes végétal et animal, où apparait la spontanéité élémentaire avec l'instinct et la vie, jusqu'à la spontanéité libre qu'on reconnait à l'homme, il n'y a qu'une ligne indiscontinue, le simple développement d'un même être, selon la doctrine des monogénistes; ou un processus intermittent, interrompu par des hiatus infranchissables, périodes de latence et d'incubation fécondes en créations nouvelles plus puissantes, selon la doctrine des polygénistes; mais je suis convaincu que la spontanéité est la condition et comme l'ébauche ou le germe de la liberté. Quoi qu'il en soit, je m'arrête à cette limite qui suffit à mon objet actuel, quoiqu'il soit vrai de dire que, ne dût-on envisager d'un sujet qu'une de ses parties, il est bon de l'embrasser d'abord tout entier, sous peine d'être systématique, de prendre la partie pour le tout, et, quelque talent qu'on ait, de mutiler sa matière et de la traiter mécaniquement.

II

De la spontanéité morbide en particulier. — C'est une hétérogénie unique et *sui generis.* — Ni être ni simple accident, la maladie exclut le physiologisme qui la suppose un accident, et le nosologisme qui semble la prendre pour un être. — Broussais nous a arrachés à l'un pour nous rejeter dans l'autre.

La maladie est un acte ou la traduction d'actes profondément spontanés. C'est un produit de nous, produit essentiellement autonome et même personnel, comme une de nos sécrétions, notre nutrition, nos manifestations de tout ordre, inimitable par conséquent, surtout au point de vue médical et pratique. La pathologie est le champ très-fécond d'une espèce d'hétérogénie, et par conséquent, de certaines productions qu'on peut rapprocher des générations dites spontanées. On aura beau me dire que, à chaque inspiration, nous absorbons des myriades de microzoaires dont chacun représente une maladie, et dont l'ensemble renferme peut-être la nosologie entière, je persiste à croire que nous sommes les auteurs de nos affections et de nos altérations pathologiques. Je sais bien que nous ne vivons pas sous une machine pneumatique; que nous n'existons qu'à la condition de respirer, de nous nourrir, d'être stimulés et modifiés par tous les agents cosmiques; mais c'est tout ce que j'accorde jusqu'à présent. Ne me parlez pas des maladies toutes faites, dont les spores attendent dans l'atmosphère ou dans nos *ingesta*, que des ovules, des cellules mûrs en nous, leur offrent matière à évolution; car ce serait m'enfermer dans la citadelle inexpugnable, mais toute de convention, de M. Pasteur, où je refuse d'entrer pour ne pas perdre la liberté d'esprit, ma seule force.

Quoi! me dira-t-on, vous assimilez les maladies à des êtres formés en nous? Quel nosologisme, quelle ontologie! Qui donc les assimile le plus à des êtres, que ceux qui les tirent du dehors et les voient entrer en nous et s'y greffer comme de petits animaux, agents immédiats et spécifiques de nos maladies et nos maladies mêmes? Cette conception n'est-elle pas la plus haute expression du nosologisme et de l'ontologie? Broussais ne reprochait aux nosologues systématiques que de réaliser des abstractions, ou l'idée qu'ils se faisaient des maladies. Les homogénistes ou les panspermistes, abstraient, imaginent, créent des êtres de toutes pièces, parce que ces êtres sont nécessaires à leur système.

La maladie est le produit le plus extraordinaire, la génération—car c'en est une— la plus difficile à définir et à déterminer de toute la nature. Ni être ni accident, elle tient de l'accident et de l'être. Plus être qu'accident dans certaines espèces nosologiques, telles que les maladies qu'on nomme spécifiques; plus accident que être dans une multitude de maladies indéterminées, à causes extérieures communes, à marche et à terminaison plus ou moins calculables. On va de l'une des extrémités de cette échelle à l'autre par des gradations ou des dégradations successives formées de séries d'affections qui ont de moins en moins les caractères de l'être, et de plus en plus ceux de l'accident, et réciproquement, sans jamais atteindre ni à l'un ni à l'autre. Voilà un de ces faits généraux qui devraient servir de principe à une classification des maladies. Une nosologie qui reposerait sur cette base serait vraiment naturelle. Il y a un assez grand nombre de maladies aiguës qui, à l'état sporadique, semblent tenir le milieu entre les maladies à caractères spécifiques et celles à caractères communs, et qui, à de certains moments, devenant épidémiques et contagieuses, revêtent alors le type de ces maladies spécifiques que leur évolution et leur mode de reproduction rapprochent de certaines existences naturelles plus ou moins éphémères. L'élément de la maladie serait, dès lors, une parcelle d'être, une sorte de protorganisme altéré, microzyma vivant plus ou moins longtemps de sa vie parasitiforme spontanée au sein de l'économie empoisonnée par lui et réagissant plus ou moins salutairement.

Broussais a rendu un grand service à la médecine en réduisant en poudre, et en la jetant aux quatre vents de la science, l'ontologie médicale de ses prédécesseurs; mais il est tombé dans l'erreur contraire. Au nosologisme qui classe et traite les maladies comme des êtres, il a opposé le physiologisme, qui, ne leur reconnaissant aucun principe en nous, ne leur assigne que des causes externes et les assimile à des accidents. Bretonneau et Trousseau, auquel j'ai eu l'honneur d'être associé dans cette œuvre, s'efforcèrent de réagir contre la réaction physiologique. Je me suis appliqué à humaniser et à rendre médical le spécificisme outré et radical de ces deux maîtres, de Trousseau surtout. Les besoins de ma cause me forcent à rentrer aujourd'hui dans cette grande question; car celle de la médecine expérimentale lui est essentiellement liée. J'y mettrai peut-être plus de précision que je ne l'ai déjà fait, et je m'élèverai au-dessus du spécificisme et du physiologisme actuels. Celui-ci a pris depuis quelque temps de nouvelles forces dans le luxe des moyens d'explication dont on se croit riche et dont on abuse. Les sciences modernes, très-envahissantes, ont fourni des troupes fraîches au physiologisme de nos jours. La notion de maladie s'affaiblit et se perd de nouveau, et la médecine expérimentale achève cette dissolution de la nosologie, en ramenant tout à des interprétations purement physiologiques ou dont l'idée de maladie est exclue. Elle le fait par une méthode moins abstraite, avec plus de scrupule et de labeur que Broussais, mais dans le même esprit. Broussais, dans son cabinet, et avec ses seuls souvenirs cliniques, faisait sortir la pathologie tout armée des flancs de la physiologie. Aujourd'hui, on la fait de toutes pièces dans les laboratoires, avec des animaux bien portants.

Peu de personnes connaissent un ouvrage en deux volumes de Broussais, qui porte le titre de : *Physiologie appliquée à la pathologie.* C'est un livre très-bien fait, très-bien écrit. Toutes choses égales d'ailleurs, nous n'avons rien qui l'égale aujourd'hui. L'histoire de chaque fonction y est toujours suivie d'un chapitre intitulé : « Comment l'exercice de telle ou telle fonction (sensations, digestion, circulation respiration, etc.) devient cause de maladie. » Broussais supposait une fonction trop ou trop peu excitée, c'est-à-dire, qu'il ajoutait mentalement aux actes de la fonction une irritation plus ou moins vive, et, au besoin, un degré quelconque de phlogose abstraite, et, par ce procédé, il croyait obtenir et présenter un tableau exact de toutes les maladies. On ne vit jamais ontologie médicale aussi crue et aussi audacieuse. Le réformateur pensait sans doute que la fin justifie les moyens. Et, en effet, cette irritation arbitraire appartenait bien aux organes et aux tissus. Il était impossible d'y voir un être : ce n'était qu'une manière d'être; et il est certain que, par cette conception, la maladie était vraiment rattachée aux organes. Mais était-ce bien une maladie? Cela ne regardait pas Broussais. Son œuvre, sa mission n'étaient que de lancer le convoi du progrès sur d'autres rails, quelque provisoires qu'ils fussent. Cette pathologie de tête n'avait rien de commun avec la nosologie, si ce n'est que Broussais faisait une fièvre typhoïde ou une phthisie pulmonaire, non pas *à priori* et par pure déduction physiologique, comme il le croyait ou le voulait faire croire, mais, ainsi que je l'ai dit plus haut, avec ses souvenirs cliniques. Les maladies n'étaient donc pour lui que des troubles accidentels dus à l'exercice excessif ou irrégulier d'une fonction, et l'irritation simple et purement abstraite en était la seule expression. L'idée de maladie disparaissait dès lors; car jamais l'irritation simple d'un organe, à la suite d'une activité excessive de sa fonction, n'a constitué une maladie.

La médecine expérimentale n'imagine pas les maladies, je le sais; mais elle les contrefait. Cependant, si elle peut obtenir par là des symptômes quelconques, elle n'a jamais la maladie et, par conséquent, ses symptômes propres; car le caractère de la maladie est d'être faite en nous, de nous, par nous. C'est ce travail autonome, essentiellement original, qui la constitue, sinon rien, car, en dehors de cette condition, ce n'est plus *notre* maladie, ni même une maladie. Une maladie artificielle ou imposée n'est pas une maladie, c'est un traumatisme, un accident, un empoisonnement qui n'ont jamais passé et ne passeront jamais pour des maladies. Le trouble fonctionnel, la suppression d'activité, la paralysie, la convulsion, la congestion, l'épanchement séreux, la fièvre, les inflammations, les flux, les gangrènes, les thromboses, les embolies, les ramollissements, etc., etc., que vous déterminez par sections, ligatures, électricité, poisons ou corps étrangers avalés ou injectés, ne sont non-seulement pas des maladies dans leur principe ou en elles-mêmes, elles ne le sont pas davantage dans les symptômes que vous produisez; car telle la maladie, tel le symptôme. Vous n'obtenez par là que l'observation du mode d'enchaînement des symptômes ou la symptomatogénie. Vous avez vu par quels organes, par quels nerfs, par quelles actions directes ou réflexes ils se produisent, rien de plus : vous n'avez fait, en somme, que de la physiologie ; la maladie vous a complétement échappé.

Je vais rendre cette critique péremptoire en entrant plus avant dans la notion de maladie, et pour cela, je prendrai mes exemples dans quelque aiguë cyclique et bien formée.

III

Idée de la maladie. — Sa cause vivante se forme aux dépens des éléments malsains et altérés de notre organisme; ils s'y individualisent et y vivent de leur vie propre. — Cette existence parasitiforme et éphémère constitue les maladies aiguës bien formées.

L'idée la plus générale qu'on puisse se faire de la maladie est celle d'une vie inférieure née et développée spontanément au sein d'un organisme supérieur, lui imposant ses lois et subissant les siennes. Il y a là, come je l'ai dit, il y a dans ces deux existences incluses, dans leurs rapports, leur action et leur réaction réciproques, leur lutte, leur équilibre, l'assimilation de l'une par l'autre, etc., un des sujets les plus complexes, les plus difficilement saisissables et les plus saisissants qui puissent intéresser l'esprit et le cœur d'un observateur philosophe. Comment se représenter cette existence accidentelle et éphémère, quoique tout interne, développée spontanément dans notre organisation?

Nous sommes un corps très-altérable dont les éléments sont, au plus haut degré et de mille manières, susceptibles de se dégrader et de dégénérer.

Le typhus nostras ou spontané, qu'on appelle la fièvre typhoïde, me fournira de ce fait un exemple très-démonstratif.

A un moment donné, et le plus souvent de 15 à 25 ans, sans cause externe connue, un jeune homme sain et vigoureux, placé dans des conditions hygiéniques excellentes, éprouve, sans savoir pourquoi, un sentiment de malaise général et de faiblesse. Il perd l'appétit, dort mal, rêvasse, est impropre à toute action. Il n'a pourtant encore ni fièvre ni affection locale bien déterminée. Cet état peut durer une semaine. Cependant, quelques frissonnements vagues et un peu de diarrhée surviennent; puis, un frisson plus grand se déclare, suivi de fièvre accablante, de stupeur, d'anorexie absolue, de météorisme intestinal, etc. Inutile d'achever le tableau : nous sommes en face d'un exemple de cette naissance, de cette évolution spontanée en nous d'éléments morbides spéciaux, qui ne sont autres que nos propres éléments organiques malades. Tout se passe comme si une partie de ces éléments altérés vivait d'une vie parasitiforme pendant un temps déterminé et y évoluait jusqu'à maturité selon un processus et des âges déterminés, et en était éliminée par une sorte de fissiparité morbide. Ce mode de terminaison constituerait la guérison ou le rétablissement des éléments organiques dans leur intégrité et leur santé primitives. Mais trop souvent, au lieu d'être éliminés par la somme prédominante et plus énergique de ce qui est resté sain dans les éléments morbides, les parties altérées s'assimilent celles qui avaient résisté et étaient restées normales. Les actions morbides l'emportent alors sur les actions saines : l'homme est tout maladie; ses fonctions sont dissoutes ou anarchiques; et, comme la vie rudimentaire de ces myriades de microzoïdes spontanés est nécessairement très-éphémère, ils meurent, et avec eux, l'organisme qui en est pénétré et qu'ils se sont assimilé.

Il y a, dans cette conception d'éléments histologiques morbides qui s'opère en nous et de nous, une véritable hétérogénie, une sorte de génération spontanée qui fait de la maladie un système *nosozoonitique* dont l'organisme use et élimine les éléments vivants selon un processus déterminé, quand il n'est pas assimilé et entraîné lui-même par la contagion ou la génération continue et la mort de ce tourbillon funeste qui infecte toute sa substance.

Il y a loin de là à la notion faussement hippocratique ou plutôt sydenhamienne de la maladie considérée comme une réaction de l'organisme sain contre une cause inanimée de trouble et de désordre ou contre un corps étranger. Cette théorie superficielle convient tout au plus aux affections traumatiques et à la petite chirurgie. L'idée est tout autre si l'on admet la spontanéité et la fissiparité morbides dont je viens de donner, sans prétention, la grossière ébauche.

La matière de la maladie, ce qu'on appelait autrefois la matière peccante, est donc vivante ou formée d'éléments qui vivent et ont une conception, une naissance, des âges et une mort. Cette mort est notre guérison quand elle est limitée par les éléments restés sains; elle est notre mort même, notre mort totale quand elle est illimitée. Je ne parle, jusqu'à présent, que des maladies aiguës dont les éléments ne sont pas constitutionnels ou hectiques, et sont, au contraire, essentiellement éphémères, séparables ou critiques. D'ailleurs, la théorie que je donnerai des maladies chroniques, confirmera plutôt que de l'infirmer celle des maladies aiguës.

Qui oserait dire que ces microzoïdes de la maladie n'ont pas de nombreux rapports avec des êtres, lorsqu'ils sont contagieux, c'est-à-dire reproductibles indéfiniment les mêmes comme par des sporules ou un pollen? On ne les a jamais vus sous le microscope, dira-t-on; ils seraient donc amorphes ou n'auraient aucune forme ou caractère d'organisme? N'engageons pas l'avenir; et qu'importe d'ailleurs, si leurs effets dénoncent leur existence et leur nature? Que sont ces vibrions, ces bactéries, ces formes organisées plus ou moins exactement définies, cellules, bâtonnets, filaments, etc..., qu'on trouve dans le sang des animaux et de l'homme à la fin des maladies septiques ou putrides de diverses espèces? Sont-ils effet ou cause? Je le demande, et, en attendant la réponse, je reste dans le doute. Je sais qu'on pourra toujours me dire que, dès qu'on a pu les placer sur le porte-objet du microscope et les examiner, c'est qu'ils ont été en contact avec l'air, et que c'est celui-ci qui les a apportés. Cette réponse systématique, inévitable et trop facile, finit, à cause de cela même, par perdre toute autorité. On ne peut pas même en éluder l'intervention quand il s'agit de nos éléments organiques et de notre sang, leur aliment commun; car celui-ci puise, dans l'atmosphère qui l'imprègne sans cesse, les animalcules dont elle est le véhicule ordinaire et constant, et qui, dans l'hypothèse panspermiste, lui apporteraient la maladie et la mort non moins naturellement que l'oxygène la santé et la vie. Je ne viens trancher ici la question des générations spontanées en général ni dans un sens ni dans l'autre; mais je crois pouvoir résoudre dans le sens affirmatif celle de la génération spontanée de nos maladies, c'est-à-dire des déchéances ou déchets organiques vivants qui en sont les agents, non sans faire remarquer toutefois, que ces éléments de régression ou ces déchets vivants sont, dans les maladies spécifiques, des semences ou des principes, et peuvent le devenir dans toutes les maladies aiguës.

Les éléments des maladies chroniques sont très-différents. Au lieu de se former aux dépens des parties adventices et transitoires de notre organisme ou de nos éléments aigus, si je peux ainsi dire, ils se forment de ce qu'il y a en nous de constitutionnel, d'organique et d'héréditaire. Aussi, leur caractère est-il de n'avoir pas de crises et de solutions; elles détruisent la base organique et ne sont plus susceptibles, dès lors, du bénéfice des néoplasmes et des réparations. Le cancer, le tubercule en sont des exemples. Le tubercule ne se comporte-t-il pas comme un petit être, un animalcule? S'il n'est pas contagieux d'un individu à un autre par des effluves, à la manière de la morve ou de la variole, il l'est probablement d'une cellule à l'autre dans le même poumon, et la diathèse aidant. Mais quelle différence dans la marche et la terminaison comparées de cette maladie et d'une aiguë, variole ou fièvre typhoïde! La maladie aiguë est éliminatrice de sa propre cause, si l'organisme n'a pas fait du poison morbide à trop haute dose. Au contraire, dans la maladie chronique, la phthisie tuberculeuse, par exemple, c'est la base organique qui est atteinte comme telle et qui emporte nécessairement avec elle la destruction de tout ce qu'elle supporte; car le principe de la maladie est constitutionnel; il est inhérent à la personne, à son fond, et non pas seulement aux éléments adventices qui entrent en elle et en sortent perpétuellement.

On me demande à voir et à toucher ces deux ordres d'éléments que j'appelle, les uns transitoires et aigus, les autres, constitutionnels, héréditaires ou chroniques. Je réponds ici ce que j'ai déja répondu plus haut : Ces causes, ces agents, je les vois dans leurs effets, car les causes sont entre elles comme leurs produits. Des effets ou des faits aussi différents entre eux que les maladies aiguës et les maladies chroniques entre elles, reconnaissent nécessairement des causes, des éléments ou des agents non moins profondément distincts. L'anatomie ne prouve pas tout. Elle ne prouve même rien que ce qu'on sait lui faire dire et y voir. D'ailleurs, elle a réalisé assez de progrès depuis cinquante ans pour qu'on soit sûr que, dans un siècle, elle en aura accompli beaucoup d'autres que nous ne soupçonnons pas encore. Cela arrivera certainement, si les grossissements de l'esprit et de la bonne philosophie des sciences, progressent comme ceux des microscopes. On pourra, je l'espère, montrer alors à tous les yeux ce qu'en ce moment j'indique à l'intelligence.

Si les maladies aiguës sont spontanées, dans le sens général que j'ai donné à ce mot, on peut affirmer que les maladies chroniques ne le sont pas moins. Chez combien de sujets le tubercule, le cancer ne se développent-ils pas sans aucune cause excitante, indépendamment de toute condition plus ou moins propre à fomenter ce genre de productions morbides! Il faut alors opter entre la panspermie tuberculeuse et cancéreuse ou l'hétérogénie spontanée. Dans les cas mêmes où l'observation nous donne des causes ou des conditions externes et puissantes de tuberculose, la prédisposition, — qui suppose évidemment un degré quelconque d'activité et de spontanéité, — joue encore le rôle principal. On me dira que les cellules du tubercule ou du cancer sont des cellules normales qui ne diffèrent que par le nombre et le lieu de leur développement. Je n'en sais rien, et ceux qui disent cela, pas davantage; ou plutôt, je sais, que si visiblement, elles sont les mêmes jusqu'à ce jour, invisiblement elles diffèrent comme la santé et la maladie. En supposant que les histologistes qui professent la doctrine de l'identité morphologique soient dans la vérité, je leur demanderai pourquoi ces hétérotopies, etc.? Ne sait-on pas qu'à elle seule, d'ailleurs, la forme ne donne pas ce que l'évolution ou le devenir seuls peuvent apprendre?

J'aurais maintenant à jeter un coup d'œil rapide sur les névroses en général, maladies essentiellement chroniques, qu'on appelait autrefois sans matière, quoique, en réalité, les appareils nerveux soient altérés comme tels dans ces maladies, autant, sinon de la même manière que l'utérus et le poumon dans le cancer et le tubercule; mais je n'en parlerai qu'à l'occasion, et lorsque j'en aurai besoin pour limiter les prétentions de la médecine expérimentale à laquelle je reviens sans l'avoir jamais oubliée un instant dans ces longs préliminaires dont on va voir l'utilité, et avant d'examiner ce que cette méthode nouvelle peut ambitionner, veut et ne peut pas réaliser.

IV

L'expérimentation sur les animaux bien portants ne peut faire de la médecine une science, car la médecine est un art. — Cet art doit constamment emprunter aux sciences leurs secours, mais pour se les assimiler et rester un art.

La pathologie est une science basée sur l'observation clinique. Elle peut s'enrichir et s'éclairer des faits de la médecine expérimentale; mais nos maladies ne pouvant être reproduites chez les animaux, ce n'est pas cette méthode seule qui élèvera la pathologie à l'état de science.

Ce que veut l'expérimentation sur les animaux, nous le savons : c'est élever la médecine au rang de science. Cela n'est pas impossible pour la pathologie, avec ou sans l'aide de la médecine expérimentale; mais cela est bien difficile pour la médecine, qui est un art avant tout. On me répondra que je confonds l'application avec la science. C'est, me dira-t-on, l'application de la science qui constitue ce que vous appelez l'art; mais cette application, cet art, supposent la science, ou des connaissances méthodiques, des principes dont l'ensemble forme la médecine. La médecine en elle-même, ajoutera-t-on, est une science; et cette science appliquée devient un art. Non, répondrai-je, c'est bien la médecine qui en elle-même, est et restera toujours un art; mais un art qui s'appuie et doit s'appuyer constamment sur les sciences qui lui sont afférentes. La pathologie, la physiologie, l'anatomie, la chimie, la physique, etc., qui sont des sciences, peuvent seules, en effet, fournir à la médecine les lumières et l'instruction dont elle a besoin pour connaître les causes et la nature des maladies, l'origine et les propriétés des modificateurs hygiéniques et thérapeutiques destinés à prévenir et à traiter ces funestes désordres de notre organisation. Existerait-il, je le demande, une médecine, alors même qu'il y aurait des maladies et une science de ces maladies, si on ne devait pas chercher à les prévenir et à les traiter? Or, c'est cette dernière chose seule qui est la médecine, et c'est cela seul qui est un art. Le médecin le plus savant est-il donc toujours le meilleur médecin? L'idéal serait, j'en conviens, un grand artiste en médecine ou un grand praticien uni dans la même personne à un savant pathologiste. Mais, si je devais me passer de l'un ou de l'autre et choisir, je préférerais le premier. En tout temps et en toutes choses, l'art a eu de grands représentants quand la science était à peine au berceau; et, de nos jours, ce n'est pas la quantité de science qui fait le grand praticien. L'art n'est pas un total ou un produit de la science; c'est, au contraire, une lumière interne et primitive, une faculté naturelle qui se sert avec pénétration de toutes les connaissances que les sciences lui fournissent, mais qui acquiert et se perfectionne par son propre exercice ou par l'expérience. Ce dont il a besoin surtout, c'est donc d'expérience et de pénétration. Quelquefois (et cela se voit tous les jours), trop de science l'embarrasse, le ralentit et le fait loucher. Il est vrai que, lorsque l'art va jusqu'au génie, il ne se laisse pas enchaîner, et rejette le bagage d'une science pesante.

Faut-il désirer que la médecine soit de moins en moins un art, et de plus en plus une science? Je lui souhaite, ce qui arrivera sans doute, d'être toujours exercée, — on n'exerce pas une science, — par des artistes savants. Tous les arts vivent autant de sentiments que d'idées; la médecine échappe moins à cette loi que les autres arts. Il y faut une vocation. Il faut, de plus, que ce sentiment, cet instinct supérieur échauffent et pénètrent les sciences qui doivent lui prêter leurs secours. C'est ainsi que Van Helmont, un des hommes les plus savants de son temps, et médecin dans l'âme, concevait la génération de l'intelligence médicale. *Charitas orat, desiderium quærit, et necessitates ex commiseratione in animâ pulsant : sic datur intellectus* (Ort. med. novus, Lugduni, 1655. — Columna tertia. *Quibus medicis detur intellectus*, p. 8.)

Maintenant, que nous avons entrevu les conditions et les causes de la maladie, nous pouvons mieux apprécier la valeur des méthodes ou des artifices par lesquels la médecine expérimentale prétend faire passer notre art de l'empirisme qu'elle lui reproche, à la science qu'elle lui promet. Le sujet de la médecine, c'est la maladie; la condition essentielle de la maladie, c'est la spontanéité et l'autonomie inséparables. La maladie naît en nous et de nous. Son processus, ses lois, sa terminaison, les limites et le degré des modifications qu'elle peut éprouver des agents hygiéniques et thérapeutiques, tout cela ne relève que de sa nature et reste parfaitement inimitable. Il ne s'agit pas ici d'à peu près. Vous ne pouvez nous reproduire aucune de nos maladies aiguës, pas l'ombre d'une de nos maladies chroniques. Ligatures, sections, compressions, ne sont capables que de supprimer une action. Il arrive quelquefois qu'une suppression de ce genre, rompant un équilibre, lâche le frein à des actions antagonistes, ou simule des phénomènes morbides de congestion, de phlegmasie, etc.; mais rien de cela ne ressemble aux fluxions, aux phlegmasies, aux fièvres de nos nosologies. Ce sont de pures déviations momentanées de l'état normal, des apparences d'inflammation, des phlogoses physiologiques. Elles n'ont ni commencement, ni milieu, ni fin, parce qu'elles sont un simple accident n'ayant aucun être, nul sujet conçu et né, qu'il soit nécessaire d'élaborer, de digérer, d'éliminer.

Je sais que vos fausses maladies de prédilection ne sont pas tant celles que vous obtenez en retranchant qu'en ajoutant. C'est pourquoi vous empoisonnez; mais cela ne vous satisfait pas entièrement. Les poisons minéraux, agents étrangers à l'économie, ne sont pas des éléments de maladie, car ceux-ci, quelles que puissent être leurs causes éloignées, doivent être fournis par nous. Le saturnisme, l'impaludisme, l'alcoolisme se déclarent après de longues et profondes incubations qui nous ont assimilé quelque chose de la force nocive du plomb, du miasme palustre et de l'alcool.

Vous sentez donc le besoin de rapprocher vos agents morbifiques du sang malade et septique ou du pus, etc., que vous insérez dans les tissus ou que vous injectez dans les vaisseaux; car il est bien entendu que vous ne vous servez pas pour ces expériences de ce que Hunter appelait nos poisons morbides ou nos virus. Ceux-ci, en effet, ont été engendrés par l'homme, et vous n'avez pas le droit de les compter parmi les matières morbifiques de la médecine expérimentale. Ce ne sont ni des déchets ni des excréments morbides, mais des germes et des principes. Vous n'avez donc rien à nous en apprendre; nous les connaissons aussi bien que vous. D'ailleurs, les animaux n'ont pas de réceptivité pour eux; et je ne sais pas si, à la rigueur, on ne pourrait pas en dire autant de tous les principes, et même de tous les produits morbides de l'homme, spécifiques ou non. Je pense que, avec ceux-ci, l'expérimentation ne peut produire chez les animaux une seule des maladies de l'homme, même de celles qu'on appelle communes et qui n'ont rien de bien spécial.

Quoi qu'il en soit, en inoculant ou en injectant à des animaux, lapins, chiens, cabiais, des produits morbides de l'homme, et surtout du sang des animaux altéré ou putride, on les tue plus ou moins rapidement, ou bien on détermine chez eux des maladies septiques de tous les degrés, qui, lorsqu'elles ne se terminent pas par la mort, se résolvent simplement ou après des évacuations alvines, des abcès, des gangrènes, etc. Eh bien, je demande ce que ces faits expérimentaux peuvent apprendre à la médecine, et en quoi ils peuvent en faire une science plus que nos faits cliniques? Veut-on démontrer par eux contre Broussais, etc..., que nous pouvons être affectés de maladies primitivement générales, ayant leur point de départ dans le sang? La chose est certainement fort intéressante et vaudrait la peine d'être prouvée si nous en avions besoin, et si une maladie septique générale, déterminée par l'injection de sang putréfié dans les veines d'un animal, pouvait prouver qu'une maladie analogue est susceptible de se développer spontanément et sans aucune injection, inoculation ou ingestion chez l'homme ou chez les animaux. N'est-il pas inutile de nous montrer et de nous prouver par induction ce que nous voyons tous les jours chez l'homme de la manière la plus immédiate et la moins contestée? Les inoculations de virus ou de poisons morbides communs, les piqûres anatomiques, etc., ont été bien plutôt l'occasion et le point de départ de ce qu'on fait ou de ce qu'on imite dans ce genre sur les animaux, que les expérimentations pratiquées sur ceux-ci n'ont suggéré l'idée de répéter chez l'homme des tentatives humainement impossibles et condamnées d'avance. La médecine vétérinaire a, sous ce rapport, mieux éclairé la pathologie humaine que ne le peut faire l'expérimentale. Celle-ci a toujours beaucoup plus appris et reçu de nos cliniques, que nos cliniques de ses laboratoires.

BIBLIOTHÈQUE NATIONALE B.F. IMPRIMÉS.

V

La médecine expérimentale abandonne la maladie à l'empirisme, mais elle se réserve les symptômes et a la prétention de les expliquer abstraction faite de la maladie. — Ce n'est plus alors de la médecine, c'est de la physiologie. — La médecine expérimentale n'aboutit, en effet, qu'à la physiologie, et ce n'est qu'à ce titre qu'elle peut être utile à la clinique. — La science est la servante de l'art. L'art existe par lui-même, et la médecine rend bien à la physiologie les services qu'elle en reçoit.

Il est superflu d'insister sur ce fait, que la médecine expérimentale ne peut en rien nous éclairer sur la nature de nos maladies, et par conséquent sur la valeur clinique de leurs symptômes, sur leur processus et leur pronostic. C'est pourtant ici, c'est dans la symptomatogénie ou dans la naissance, l'ordre, la suite, l'enchaînement des symptômes, leur siége, leur mécanisme, leur production directe ou réflexe, leur physiologie, enfin, que la médecine expérimentale a la prétention d'éclairer nos ténèbres et de nous élever à la hauteur d'où l'on voit avec les yeux de la science. Elle renonce à la maladie, mais le symptôme lui appartient; elle s'en empare et le théorise,a bstraction faite de la maladie qu'elle abandonne à l'expérience pure et nue comme la vérité, c'est-à-dire, suivant elle, à l'empirisme.

Nous cependant, nous ne renonçons pas au symptôme; nous nous attachons à la maladie tout entière, fond et forme, nature et manifestations. Des symptômes sans maladie ressemblent bien à des ombres sans corps. Voyons pourtant ce qu'ajoute à la pathologie, et surtout à la médecine, l'explication des symptômes par la médecine expérimentale, car c'est de cette explication seule qu'il peut être question maintenant.

Il est toujours permis, et dans les sciences il est très-souvent nécessaire d'abstraire ou de différencier; mais c'est à la condition qu'on intégrera ou qu'on réintégrera. Un symptôme séparé ou abstrait de la maladie n'est plus un symptôme, c'est un acte vital, une manifestation biologique quelconque, dont la connaissance intéresse spécialement la physiologie. Donner la théorie d'un symptôme, non plus en tant qu'il se rattache à la maladie, et que, tout imprégné d'elle, il la représente et l'expose vivante au médecin; mais en donner la théorie en tant seulement que phénomène normal de l'organisme, ce n'est plus faire de la médecine, pas même de la pathologie : ce n'est guère qu'une méprise de la physiologie. Pour la médecine, c'est presque un leurre, tandis que pour la physiologie, au contraire, c'est une mine de phénomènes nouveaux, spontanés, infiniment variés, à exploiter et à expliquer. C'est elle qui en profite directement. Nous verrons comment la médecine peut s'en enrichir, ainsi qu'elle le fait d'ailleurs de tous les progrès de la physiologie.

N'est-ce donc rien pour le médecin, objectera-t-on, de connaître la physiologie d'un symptôme? de savoir le mécanisme de l'inflammation, de la fièvre, de telle ou telle douleur; de ce spasme, de cette paralysie, de cette fluxion, de ce flux, de ce délire, etc., etc.? Je conviens avec vous que tout médecin intelligent est obligé de connaître plus ou moins par instinct ou par raison le mécanisme des symptômes. Il n'est pas d'esprit qui ne cherche insurmontablement à se saisir lui-même tout entier dans ce qu'il voit et observe. Causes, rapports, fin, unité, variété, évolution, devenir, etc..., sont les idées ou les propriétés intelligibles dont, si je peux ainsi dire, tout esprit se compose; et, dès qu'il rentre en lui, il ne peut s'empêcher de les percevoir appliquées aux objets que les sens et l'expérience offrent sans cesse à son besoin de connaître. Il les pénètre de mille manières, et se sert avidement de tous les moyens que son industrie lui prête pour fortifier ses sens et multiplier le contact des objets avec eux. En médecine, dans l'étude des problèmes que lui présente l'étude des maladies, l'anatomie et la physiologie, — qui ne devraient pas être deux sciences, — lui sont indispensables, comme d'autres sciences, la physique et la chimie, le sont à la physiologie.

Ce n'est donc pas la physiologie qui me paraît présomptueuse de vouloir élever la pathologie à l'état de science, c'est la médecine expérimentale, si elle prétend donner autre chose que de la physiologie. C'est son ambition d'être une médecine, et une médecine plus capable d'éclairer la clinique que ne le font la clinique elle-même et la physiologie. Eh bien, c'est, encore une fois, la légitimité de cette ambition que je lui conteste, et que je reporte tout entière à la physiologie, dont la médecine dite expérimentale ne diffère pas.

Le problème pourrait donc, à la rigueur, se réduire à celui-ci : « Quelle est la fonction et quelles sont les limites de l'intervention de la physiologie en médecine? » Mais la médecine de laboratoire n'accepte pas ce problème, parce qu'elle croit faire des maladies. Elle injecte, par exemple, des poussières très-ténues dans les vaisseaux d'un animal, et elle observe que ces poussières, parvenues dans les réseaux capillaires de la circulation, s'y arrêtent et déterminent là, par embolie, des infarctus, des inflammations, des ramollissements, etc. Eh bien, les conclusions de ces expériences vont aussitôt déborder leur contenu et inonder d'erreurs la pathologie. On voudra prouver que les *infarctus* et les inflammations disséminés dans les parenchymes, foie, cerveau, poumons, se forment à l'instar de ceux qu'on a produits expérimentalement; et voilà l'idée de maladie et de tout ce qu'elle suppose et engendre, diathèses, irritation spontanée, pronostic et traitement, etc., faussée et même supprimée. Peut-on comparer à nos abcès disséminés, à nos phlegmasies, à nos ramollissements cliniques les lésions locales, grossièrement mécaniques et de cause tout externe qu'on détermine ainsi? Quel rapport trouver entre les uns et les autres? Qu'en déduire, sinon des erreurs? Ne pouvait-on pas imaginer et deviner ces résultats? Était-il nécessaire de tuer des animaux pour les produire? Il en est ainsi de la fièvre ou des accidents nerveux qu'on excite chez les animaux. Ce ne sont ni des fièvres ni des névroses. Il n'y a aucune conséquence théorique ou pratique à tirer d'une lésion ou d'une altération imposées artificiellement à un animal, et qui soit capable d'éclairer la genèse, l'évolution ou la thérapeutique d'une maladie, c'est-à-dire d'un mal né spontanément de nous et évolué en nous.

Quand on a trouvé le déterminisme des phénomènes morbides, on n'a pas encore, malgré la haute autorité de M. Cl. Bernard, pénétré dans la maladie. On n'est pas même sur le seuil; car on n'a connu que l'ordre et le mécanisme physiologiques des symptômes, abstraction faite de la maladie.

Au lit du malade, le médecin cherche d'abord la maladie au moyen des symptômes, et il la trouve sans avoir encore déterminé la physiologie des actions morbides, c'est-à-dire, alors qu'il ne les a pas encore rigoureusement anatomisées ou mises chacune à sa place. On peut même dire que, malgré cela, son diagnostic, son pronostic, ses médications auront pu être irréprochables. C'est que la maladie n'est pas seulement, comme Brown ou Broussais le pensaient, un peu plus et un peu moins d'intensité dans tout un ordre de phénomènes physiologiques ou dans une fonction donnés; ou bien, comme les expérimentalistes ont l'air de le croire, un accident introduit du dehors par artifice : c'est une autre vie, un autre mode d'existence avec lesquels il faut compter comme avec un je ne sais quoi de très-réel, une sorte d'*ens morbosum*, suivant Paracelse, qui a une manière de naître, de vivre et de mourir, des mœurs, une biographie à lui que la physiologie n'enseigne pas.

Comment se traduit à notre observation l'existence de ces pullulations, de ces éclosions d'éléments ou d'atomes morbides, microzoïdes formés spontanément du plus intime de notre substance, à la manière d'organites morbides ou de déchets vivants? Elle se traduit par des symptômes qui ne sont autre chose que nos actions vitales les plus normales devenues pathologiques.

Et, en effet, ces actes vitaux, ces phénomènes fonctionnels ont passé à l'état de symptômes, parce qu'ils sont devenus morbides; et ils sont devenus morbides et se sont appelés malaise, lassitude, fièvre, douleur, spasme, délire, etc., parce qu'ils ont leur racine, leur mode nouveau et puisent leur force de vitalité dans une nutrition et une sanguinification altérées; et parce que, selon le sens natif du mot symptôme, ils sont fils de la maladie, qu'ils sortent d'elle, n'étant rien qu'elle-même manifestée ou exposée. Ils sont à nos fonctions vitales communes spontanément infestées, ce que notre circulation, nos sensations, nos mouvements, notre intelligence sont à nos actions vitales élémentaires saines et exemptes de toute conception morbide. La maladie née aux sources de notre organisation, passe donc dans nos manifestations vitales d'ordre plus élevé; et elle y passe, et elle les affecte généralement selon l'ordre où nos organes et nos fonctions évoluent embryologiquement. Elle se les assimile plus ou moins et les imprègne de sa vie inférieure spéciale. Réciproquement, nos organes ainsi affectés réagissent avec leurs forces et leurs lois propres contre l'imprégnation morbifique. C'est donc comme on pouvait le prévoir, dans le symptôme que se révèle ce fait de la maladie si difficile à comprendre et si rebelle à l'analyse, je veux dire, le phénomène complexe de cette vie double en une seule vie, action et réaction qui supposent dualisme et conflit; existence composée, quelquefois plus saine que malade, parce que les éléments sains dominent; d'autres fois plus malade que saine, parce que les atomes ou les éléments spontanément altérés l'emportent, etc....; spectacle émouvant, qui est l'affaire du médecin; où le sentiment a autant de part que l'idée, et l'art plus que la science. C'est, en effet, pendant cette lutte, et lorsque la nature elle-même va juger, qu'il faut rendre le pronostic et jeter dans la balance le poids d'une décision thérapeutique.....

Qui ne sent tous les jours que, à ce moment grave, la science a fini son rôle? Elle a fourni les connaissances nécessaires au diagnostic; mais ce n'est pas elle qui inspire la résolution et l'action. Elle n'est plus alors la maîtresse, mais la servante de l'art. Un praticien de science courte, mais doué de pénétration vive et de l'esprit de décision, saisira et remplira victorieusement l'indication, là où le médecin, moins médecin que savant, perdra son temps et son malade au milieu d'un travail très-rigoureux de déductions basées sur des faits expérimentaux parfaitement exacts et trois fois couronnés par l'Institut. L'art, cette faculté qui rapproche l'homme de Dieu bien plus que la science, est-il donc une fantaisie? N'est-elle rien, cette faculté, et faut-il la dédaigner parce qu'elle ne s'enseigne et ne s'acquiert pas méthodiquement par $a + b$? Qui ne sait pourtant que notre esprit a deux procédés pour arriver à la vue des choses et aux déterminations que cette aperception inspire : la méthode logique et discursive ou analytique, que nous appellerons la science, et la voie intuitive et synthétique, qui tient plus de l'art, et se détermine plus par sentiment; la première, lente, successive, froide, féconde par juxtaposition et cristallisation; la seconde plus vivante, ayant la puissance concentrée de toute conception, et, par conséquent, plus créatrice? On a dit que le génie n'est rien que la patience. Oui, j'en conviens, la patience de couver et d'évoluer un germe. Mais le germe, qui l'a conçu? Qui a mis en lui cette force où sont renfermés d'une manière invisible encore, mais déjà réelle, un organisme, un système, un monde, est-ce la patience?

M. Cl. Bernard refuse à la médecine le caractère d'art, parce que, dit-il, le signe de l'art, c'est une production, une œuvre, une création : tableau, statue, monument.

Mais où donc voyez-vous, selon ce principe, le produit ou l'œuvre de l'éloquence, qui est pourtant le premier des arts? Cette œuvre est tout entière dans les effets produits sur les hommes assemblés : ce sont des émotions généreuses, fécondes en entraînements héroïques qui poussent un peuple aux résolutions sublimes et aux victoires qui sauvent la patrie. Il n'en reste aucune trace matérielle, peinte, sculptée, construite. Ainsi de la médecine. Son œuvre d'art, c'est un pronostic profond qui renferme tout, diagnostic et conseil; qui éclaire et dirige la santé d'un individu, d'une famille, d'une génération, d'une société. La médecine produit, car elle console, soulage, sauve, fait vivre ou mieux vivre chaque homme en particulier, et l'homme en général.

Non, la médecine n'est pas spéculative. En vouloir faire une science, c'est la supprimer. Qui sait si, du même coup, on ne supprimerait pas la physiologie qu'on appelle pourtant sa mère? Tous les progrès de cette science, si belle qu'elle touche à la philosophie, sont tributaires de la médecine, autant, plus peut-être, que celle-ci de la physiologie. Sans la médecine, sans l'art qui demande à la physiologie des moyens, des lumières, des secours, la physiologie serait dans l'enfance. Thalès, Anaximène, Anaxagore, Empédocle surtout, travaillaient pour la médecine, car tout se ramène à l'homme. Platon vit et agit dans Hippocrate; Aristote dans Galien; Descartes dans Harvey, Stahl et Boerhaave; Leibnitz dans Wolf, Bonnet, Hunter, Bordeu, Bichat, l'anatomie vivante enfin, ou l'organogénésie, qui sont le vitalisme incarné.

VI

La pathologie a ses faits propres comme la physiologie, et par conséquent, ses lois spéciales que la physiologie ne peut ni prévoir ni donner à elle seule. — La maladie est greffée sur la fonction. — Celle-ci relève de l'observation comme la première qui n'est pas plus empirique qu'elle, toutes deux n'étant connues que par l'expérience. — Les explications précises que la physiologie pure fournit à la clinique interne, sont trop souvent d'une importance secondaire pour la médecine pratique.

Pourquoi la pathologie ne serait-elle une science que par la physiologie et ne fournirait-elle rien d'elle-même à la connaissance des maladies? La pathologie repose comme la physiologie sur des faits inimitables, qui lui sont propres et n'appartiennent qu'à elle. La physiologie ne pourrait prétendre à fournir ses bases à la pathologie, que si, *à priori*, et de ses faits ou connaissances propres, elle pouvait, indépendamment de l'observation clinique, déduire, prévoir, décrire et traiter les maladies.

Si les faits propres de la médecine, variole, typhus, phthisie, cancer, hystérie, etc., ne peuvent être prévus et connus par simple déduction physiologique; s'ils ne peuvent l'être que par l'observation directe; s'ils ont des causes, une naissance, un processus, des terminaisons, des reliquats, des transformations impénétrables à notre physiologie, il faut conclure que la médecine a ses fondements en elle-même et ne peut les recevoir d'ailleurs. J'ajoute que, si ces faits ont une marche et une histoire connues, aussi bien connues que celles de la circulation et de la respiration, on doit se demander pourquoi ils n'auraient pas des lois, lois pathologiques propres que la physiologie ne peut déduire des lois qu'elle a établies de son côté par la même méthode. Que la physiologie éclaire la pathologie, cela est évident; que celle-ci éclaire la physiologie, cela est encore incontestable. Ces deux séries sont parallèles dans le même système organique; mais, à cause de cela même, elles ne peuvent pas se confondre. Pourquoi? Je l'ai déjà dit bien des fois: parce que, dans la maladie, un mode d'existence nouveau, autre ou altéré, s'est spontanément greffé sur l'organisme sain, objet de la physiologie; que cette maladie a enté des lois particulières sur les lois générales de l'économie saine, et qu'il en est résulté une vie composée, que l'observation et l'abstraction différencient en deux ordres de faits, le premier appartenant à une espèce de vitalité et d'évolution inférieures représentées par des sortes d'organites morbides nés de nos éléments malsains; l'autre, appartenant à l'organisme supérieur qui est affecté de ces conceptions et de ces générations spontanées.

La maladie a beau être une, ces deux séries d'actions inférieures et délétères, et de réactions supérieures et souvent salutaires, existent simultanément et peuvent néanmoins être distinguées. Il résulte de leur concours une physiologie extraordinaire qu'on appelle pathologie, qu'il faut absolument étudier à part, en s'aidant de la physiologie proprement dite, sans jamais pouvoir la substituer à la pathologie.

La pathologie et la thérapeutique ont donc leurs lois, comme la physiologie et l'hygiène les leurs; et je ne comprends pas pourquoi on se permet de flétrir les unes en les appelant avec une sorte de mépris, empiriques, tandis qu'on honore les autres du nom de scientifiques.

On n'est pas plus empirique, c'est-à-dire borné à l'expérience brute et aveugle, quand on observe et étudie une pneumonie ou une chorée, que quand on observe et étudie les fonctions de la rate et du foie. Toutes les notions qu'on acquiert sur ce double ordre de faits ne reposent que sur l'expérience, et nous ne connaissons ni mieux ni moins bien les uns que les autres. Nous ne savons pas mieux *quarè aër facit respirare*, que *quarè opium facit dormire*. L'expérience, et les expériences qui en sont une variété, peuvent nous apprendre à connaître également les lois ou les rapports généraux de ces deux genres de faits, car le désordre en nous et hors de nous, a sa place et ses lois dans le monde comme l'ordre. Il est donc susceptible d'être connu de la même manière et d'après les mêmes méthodes que celui-ci; et j'ajoute avec les mêmes résultats, car savoir c'est prévoir; et si la science ne menait pas à prévoir les phénomènes, à les dominer, à les diriger, elle ne serait rien. Or, on prévient et on préviendra de plus en plus les maladies : c'est ce que j'appelle la médecine de l'espèce, sans laquelle la médecine de l'individu est bien précaire. Mais si on les prévient, c'est qu'on les connaît. Donc, cette connaissance, qui est la médecine, n'est pas plus empirique que la physiologie. Il est certain qu'Hippocrate savait plus de la première que de la seconde, plus de médecine que de physiologie. J'en conclus que la pathologie a son observation, son domaine, ses lois propres qu'elle ne tient, par conséquent, que d'elle. En répétant d'après Hippocrate ces paroles : *Quæ faciunt in sano actiones sanas, eadem in ægro morbosas*, Van Helmont n'a pas plus voulu confondre la pathologie avec la physiologie, que la médecine avec la santé. Au contraire, en énonçant que ce sont les mêmes organes régis par les mêmes lois, qui accomplissent les actions saines et les actions morbides, il a consacré la différence des unes et des autres, affirmé implicitement l'existence des deux ordres d'actions, et par conséquent de deux domaines distincts sur le même terrain, comme s'il avait voulu prévenir et empêcher la confusion que les physiologistes ont toujours été trop portés à en faire. La connaissance de la nutrition et de l'hématopoïèse ne donne pas plus celle de la fièvre typhoïde, que l'idée du raisin et de la vigne ne nous donne celle de l'oïdium, du phylloxéra et des maladies que ces parasites causent à nos vignobles.

Croit-on que je conteste l'utilité, la nécessité même de la physiologie pour la médecine? Personne ne le pense. Ce serait, tout au plus, celle de la médecine expérimentale qu'on pourrait croire que j'attaque, puisque, après tout, elle ne conclut guère qu'à la physiologie et n'éclaire qu'elle.

Il est donc essentiel de considérer fortement la maladie et ses symptômes en eux-mêmes, comme doit le faire avant toute chose le médecin, au lieu de les considérer abstractivement de la maladie, comme le physiologiste le fait toujours et voudrait toujours qu'on le fît. Quand donc la médecine expérimentale et la physiologie comprendront-elles que, pour le médecin, le véritable sens des symptômes et de leur génération est, avant tout, d'être des symptômes, c'est-à-dire de purs et simples représentants de la maladie, et non des actions organiques en général. Pour le médecin, un symptôme signifie l'existence de telle ou telle espèce d'affection dont la marche, les tendances, le mode de terminaison sont connus, renferment tel ou tel pronostic, indiquent telle ou telle méthode curative, etc. C'est, en effet, cela qui importe au médecin, parce que c'est cela qui importe au malade, et que le médecin est l'homme de la maladie et du malade bien avant d'être un physiologiste. Que fait au malade la théorie exacte du mode physiologique de génération des symptômes d'une affection qui menace sa vie?

On m'arrête ici pour me dire que cette théorie que j'ai l'air de dédaigner, donne au médecin un grand avantage sur celui à qui la médecine expérimentale n'a pas appris les rapports directs ou réflexes de telle ou telle partie avec telle ou telle région de la moelle épinière, du cerveau ou du système nerveux trisplanchnique, etc.; et que ces notions, devenues très-précises par la pathologie expérimentale ou la physiologie, — c'est tout un, — permettent de prévoir et de prévenir des accidents graves qu'on aurait méconnus ou mal compris sans ces notions. On argue aussi des difficultés de diagnostiquer sans ces sciences expérimentales et cette anatomie exacte, le siége parfaitement topique d'une lésion, d'une tumeur, d'un abcès; de la paralysie de tel ou tel membre, de ce sens, de ce groupe de muscles, de ce viscère pourvu de nerfs céphalo-splanchniques, etc., etc.

J'avouerai toutes ces choses et bien d'autres encore du même ordre, sans y trouver une contradiction aux principes que j'ai professés. Les lésions locales auxquelles je viens de faire allusion, et leur diagnostic, qui repose, en effet, sur des données anatomiques précises, sont bien des maladies, quant à la cause qui les a produites; mais elles n'en sont pour ainsi dire pas quant à leurs symptômes éloignés, tellement éloignés, qu'elles existent souvent sans ces symptômes, et que ceux-ci sont plus d'une fois excités par des lésions de siége différent. C'est à ce point, qu'il serait plus rigoureux de les appeler des effets relatifs ou des conséquences que des symptômes. Quoi de plus incertain et de plus équivoque que les localisations des facultés cérébrales, soit qu'une lésion locale spontanée les excite, soit que la pathologie expérimentale les produise de toutes pièces? Comment les faits de ce genre ne seraient-ils pas du domaine de la physiologie, et pourquoi la pathologie expérimentale ne seraitelle pas capable de les reproduire, puisqu'ils ne diffèrent en rien, sous le rapport que nous examinons en ce moment, des faits que détermine à volonté la pathologie artificielle? Ce qu'il y a de morbide dans ces faits, ce n'est pas tant la production de l'hémiplégie simple ou alterne, du strabisme, de l'aphasie, etc., que l'hémorrhagie, le ramollissement, la tumeur, etc... Les paralysies ne sont, je le répète, que des effets plus ou moins éloignés des lésions, et non pas leurs symptômes propres et intrinsèques. Ne sait-on pas que, sous ce rapport, l'anatomie pathologique offre des faits complétement analogues à ceux de la pathologie expérimentale, et que c'est encore la clinique médicale qui a devancé sous ce rapport la physiologie et lui a montré une source d'expériences vérificatrices?

VII

La chirurgie a bien plus affaire avec la médecine expérimentale que la clinique interne. — Le déterminisme des symptômes, la connaissance de leur mécanisme ne sont pas, comme on l'a dit, ce que la médecine a de plus élevé. — C'est le contraire qui est vrai. — Le symptôme doit être considéré comme symptôme ou traduction de la maladie avant de l'être dans son mécanisme physiologique. — Produire des lésions, des accidents, n'est rien : il faudrait produire des maladies.

Nous sommes, on le voit, toujours ramené à cette conclusion, que la médecine expérimentale sert bien plus la physiologie que la médecine. Il n'y a pas, à la rigueur, d'autre médecine expérimentale que la clinique, à moins qu'on ne veuille donner ce nom à la médecine vétérinaire, bien autrement utile à l'édification de la médecine humaine que les contrefaçons de laboratoire. Cependant la chirurgie, surtout la chirurgie des accidents, la chirurgie traumatique, la chirurgie d'armée, offre à la pathologie expérimentale des lésions susceptibles d'être imitées, surtout au début de ces lésions tout externes, et lorsque, réparées, elles ne laissent plus que des infirmités ou des incapacités fonctionnelles. Mais entre ces accidents traumatiques et la moins individualisée ou la moins spécifique de nos maladies proprement dites, il y a un abîme creusé par la spontanéité de celles-ci, et que rien ne peut combler, pas même les maladies générales artificielles que les physiologistes produisent en inoculant dans les tissus ou en injectant dans les veines des animaux, des matières septiques ou des poisons morbides; car, encore une fois, l'essence de la maladie c'est d'être formée par le malade.

On m'objecte les maladies que l'encombrement produit et crée en quelque sorte. Je réponds que les miasmes de l'encombrement sont humains. Il y a là empoisonnement de soi par soi, et, ce qui est bien remarquable, une incubation, une période préparatoire moins longues que lorsque le typhus, notre fièvre typhoïde, par exemple, est tout à fait spontanée et purement sporadique; comme si les cas de typhus produits par l'encombrement, indiquaient par leur brève incubation, qu'ils sont des empoisonnements ou des infections plus encore que des maladies, et que les fièvres typhoïdes indiquassent, au contraire, par leur période d'incubation beaucoup plus longue, qu'elles ont le caractère des véritables maladies, la spontanéité, qui suppose, en effet, une phase préparatoire ou de lente et originale formation.

M. Claude Bernard croit et professe que la médecine expérimentale est « l'étude des maladies dans leur mécanisme, c'est-à-dire dans ce qu'elles ont de plus complexe et de plus élevé. »

Ce n'est certainement pas un médecin qui a dit cela. Un médecin de bon sens répondrait, en effet, à l'éminent physiologiste, que ce qu'il y a de plus difficile et de plus élevé dans l'étude des maladies, c'est ce qui les constitue essentiellement; et que ce qui les constitue essentiellement, c'est le rapport de leurs conditions extérieures avec leurs causes internes d'où résulte leur nature, leurs espèces, leurs variétés, leur évolution, leurs transformations dans l'espace et dans le temps, leur histoire et leur avenir, la connaissance, enfin, de tous les agents et de toutes les influences capables de les prévenir, de les atténuer ou de les guérir.

La connaissance de leur mécanisme, de la détermination physiologique de leurs symptômes et, comme le dit M. Cl. Bernard, de leur déterminisme, me paraît secondaire et complétement subordonnée aux notions fondamentales que j'ai d'abord posées, et qui se posent d'elles-mêmes avant tout.

En professant et en faisant prévaloir des idées contraires, la médecine expérimentale brise avec la tradition, détourne la médecine de sa voie, et, pour vouloir nous régir, perd ses droits à nous éclairer.

Non, jamais le mécanisme des maladies; non, jamais la physiologie des symptômes ne sera le côté le plus élevé de leur étude. Je suppose qu'on connaisse les causes internes, le mode de formation et de développement de la fièvre typhoïde; qu'on sache, autant que possible, la nature de cette maladie, ce qu'elle est, comment et quand elle est née, ce qu'elle deviendra, etc..., ne serait-on pas plus avancé, ne serait-on pas plus près de la vérité et du bien touchant cette fièvre, que si on savait comment une fois formée, ses symptômes ou les actions physiologiques perverties et altérées par lesquelles elle se traduit à nos yeux, naissent, se développent, s'enchaînent, fonctionnent, se résolvent, etc...? Rapporter tel ou tel de ces symptômes à l'affection, aux sympathies directes ou réflexes de telle ou telle partie de la moelle épinière, du grand sympathique, des vaso-moteurs, de la rate, du cœur, du pneumo-gastrique, de ce filet nerveux ou de ce ganglion, est sans doute fort intéressant; mais cet intérêt et ce savoir, qu'on trouve « très-élevés, » ne sont pas très-utiles; ils le sont infiniment moins que les notions auxquelles j'ai donné plus haut le nom de supérieures, et qui sont, en effet, les plus profondes et les premières, car elles ne supposent aucune de celles que la médecine expérimentale poursuit et place au premier rang.

Pourquoi les observations et les études destinées à connaître et à approfondir la nature des maladies considérées en elles-mêmes, seraient-elles exclues des honneurs qu'on accorde à la science, et laisseraient-elles la médecine dans les limbes de l'empirisme, tandis que l'étude physiologique des symptômes la placerait immédiatement dans l'empyrée de la science et de la claire vue? Ce serait une erreur considérable, un système qui, poussé jusqu'au bout, serait destructeur de la médecine. Heureusement que, s'il a le prestige de la mode, il en aura la durée.

La fonction du symptôme, faut-il le redire? est d'être la traduction, l'image vivante et immanente de la maladie, qui, sans lui, resterait cachée dans les profondeurs de l'organisation, comme elle y est, en effet, latente à son début quand elle n'a pas encore imprégné de son principe les actions vitales extérieures et manifestes. Voilà d'abord ce qu'on doit voir et étudier dans le symptôme. Plus tard, on peut chercher à connaître son siége, son évolution, ses rapports, etc..., et faire ainsi la physiologie de la maladie; mais cette étude, beaucoup moins nécessaire que la première, est relativement à elle un luxe scientifique qu'il faut sans doute s'efforcer d'acquérir, mais qui est toujours donné comme par surcroît, à celui qui a sérieusement et opiniâtrément fouillé l'essentiel.

Quand on aura bien compris et senti que la maladie n'est pas un simple accident de la santé; qu'elle est quelque chose, un mode d'existence qui a un fond, une substance; qu'il y a une matière de la maladie comme une matière de la santé; que ce *quid morbosum* a ses lois qu'il faut étudier de la même manière que celles de l'état normal ou physiologique; qu'il y a, donc, deux espèces de vie, une saine et une morbide qui ont chacune leur histoire, leur processus, leurs conflits, leur destinée dans l'unité de notre nature; que ces modes particuliers d'existence, dus à des hétérogénies opérées spontanément en nous, se manifestent par des actions vitales altérées elles-mêmes qu'on appelle symptômes et qui relèvent simultanément des lois de la maladie et des lois de l'organisme; que, sous ce dernier rapport, il appartient à la physiologie de les connaître et de les expliquer, mais sans oublier que ce qui, dans ces manifestations morbides, intéresse surtout le médecin, c'est moins leur physiologie que leur nature pathologique ou leur rôle de traducteurs de la nature et de la gravité de la maladie; quand on aura, dis-je, bien compris cela, la médecine expérimentale sera accueillie avec la plus grande reconnaissance pour nous apprendre le reste, et couronner indéfiniment l'édifice de la médecine.

La toxicologie n'a pas fort enrichi la clinique. Que fera de plus la médecine expérimentale, qui n'est qu'une suite et une continuation de la toxicologie?

Que peut m'apprendre la médecine expérimentale sur le déterminisme de la variole, de la syphilis? Rien, me direz-vous, parce que ce sont des maladies propres à l'homme seul et qu'on ne peut pas produire chez les animaux. Eh bien, prenons nos exemples en dehors des maladies spécifiques. Dites-moi alors, en quoi votre médecine de laboratoire éclairera la pathologie de la fièvre catarrhale, de la fièvre muqueuse, des angines, de l'érysipèle de la face, des métrites, du rhumatisme aigu, de la scrofule, de la tuberculose, du cancer, etc., etc. ?

Imiter, reproduire une lésion, un symptôme, une affection : douleur, spasme, paralysie, flux, inflammation, ce n'est rien. Ce qu'il faudrait pouvoir reproduire, c'est telle ou telle douleur, telle ou telle convulsion, telle ou telle fièvre; car nous ne connaissons pas en clinique la névrose, l'inflammation, la fièvre, etc.... L'observation ne nous offre que des espèces, etc... C'est précisément pour cela que la pathologie expérimentale a éclairé le mécanisme de l'inflammation considérée en elle-même, et qu'on doit lui être reconnaissant du jour qu'elle a su répandre sur ce grand fait de la pathologie.

Cependant, elle n'a fait en cela que confirmer ce que l'observation des chirurgiens dans les traumatismes, et, après eux, des médecins dans toutes les phlegmasies, même spontanées, avait appris, savoir : qu'une cause irritante interne ou externe, une épine réelle ou métaphorique, imprime d'abord une suractivité à la circulation capillaire; que la même cause continuant son action, la circulation capillaire se ralentit comme si les petits vaisseaux étaient paralysés; qu'une stase sanguine s'ensuit; que les hématies stagnent; qu'un plasma est exsudé des vaisseaux ou des cellules plasmatiques ambiantes, peut-être des deux parts; que des vaisseaux de nouvelle formation apparaissent, etc., etc...; car tout cela avait été parfaitement compris et exactement professé avant que le microscope eût permis de le voir des yeux sur le mésentère ou sur la membrane interdigitale de la patte d'une grenouille. La thérapeutique en avait tiré des conclusions très-pratiques, mais différentes suivant les espèces et variétés de phlegmasies, conclusions auxquelles la médecine expérimentale ne peut atteindre parce qu'elle n'atteint pas à la clinique. Elle ne sait, en effet, que la physiologie de l'inflammation; il lui est impossible d'en soupçonner la pathologie. Démontrer anatomiquement le siége et le mécanisme des symptômes, abstraction faite de la maladie, tel est donc son rôle et sa valeur.

Ce que je viens de dire de l'inflammation, je le dis de la névrose, de la fièvre, etc.

VIII

Tant qu'il y aura des maladies, l'empirisme ou l'observation pure et simple sera, non-seulement la première, mais la seule et dernière méthode de la médecine toujours éclairée par la physiologie. — Le traitement rationnel d'une maladie ne s'adresse pas, comme on l'a dit, à son mécanisme physiologique. — Cette considération est secondaire en thérapeutique. — Idée de la meilleure classification des maladies. — L'anatomie comparée, l'embryologie, la médecine vétérinaire nous fournissent des lumières très-supérieures à celles de la médecine expérimentale.

M. Cl. Bernard dit que l'empirisme n'est que le premier pas de la médecine expérimentale. Comment se fait-il alors, que la science, qui est, suivant le même auteur, l'œuvre de la médecine expérimentale, soit le contraire de l'empirisme et l'exclue? Empirisme signifie expérience primitive, connaissance purement clinique des maladies. L'empirisme observe, recueille ce que la physiologie ne peut pas apprendre au médecin. Qu'est-ce que la physiologie pourrait lui apprendre *à priori* touchant la phthisie, la variole, le choléra, le cancer, la scarlatine, les fièvres palustres, le rhumatisme et la rage? C'est pourtant cette méthode qu'on qualifie dédaigneusement d'empirisme, qui lui apprend tout cela. Plus libéral que la physiologie, l'empirisme n'exclut pas celle-ci. Plus intolérante, la physiologie exclut l'empirisme sans pouvoir le remplacer. L'expérience primitive des maladies, l'expérience pure et simple n'est donc pas seulement le premier pas dans la connaissance de la maladie : elle est le premier, elle est le dernier, elle est et sera toujours le seul, par l'unique raison que la pathologie ne peut pas être déduite de la physiologie, et qu'il faut bien, sous peine de l'ignorer toujours, la tirer de cette observation clinique inévitable que les savants de profession flétrissent du nom d'empirique. La pathologie est aussi distincte de la physiologie que la maladie de la santé. Il est évident que, dans la maladie, quelque chose qui n'est pas une modification superficielle et tout adventice, existe, vit et agit dans l'organisme *quasi animal in animali*; que cette existence parasitiforme, qu'elle soit aiguë ou éphémère, chronique ou profonde et héréditaire, se greffe sur la santé, l'altère de mille manières définies et plus ou moins spécifiques; qu'elle devient ainsi un sujet d'observation aussi réel et aussi catégorique qu'un acte physiologique ou une fonction; et que, comme cette existence nosologique a ses causes, sa génération, son processus, elle a ses lois directement et purement déduites de l'observation clinique, non de la physiologie; que celle-ci n'arrive qu'en second ordre dans la pathologie, à titre de lumière nécessaire pour l'explication des symptômes; que, si ceux-ci ont pour support des actes de l'organisme dont l'étude appartient à la physiologie, il reste vrai pourtant que, dans la maladie, ces actes, imprégnés du principe morbifique, appartiennent spécialement à la médecine, parce que leur grand intérêt est bien moins dans leur mécanisme physiologique que dans leur signification nosologique. Je répéterai cela sous toutes les formes à la médecine expérimentale ou physiologique jusqu'à ce qu'elle l'ait entendu; car elle ne comprend pas plus la maladie et la nosologie que Thémison, Asclépiade, Brown et Broussais. Elle y ajoute même une méthode dangereuse, celle de ses maladies factices qui trompe la jeunesse médicale en lui laissant croire que les maladies ne sont que des perturbations physiologiques et tout accidentelles de la santé.

L'auteur de la *Médecine expérimentale*, notre éminent physiologiste, ne professe-t-il pas, en effet, que le traitement rationnel d'une maladie doit s'adresser à son mécanisme physiologique? N'ajoute-t-il pas que la physiologie est le pivot scientifique sur lequel tournent toutes les sciences médicales? Ainsi, toujours la pathologie, puis la médecine proprement dite sont comptées pour rien; on ne les regarde que comme des déductions de la physiologie et des sciences afférentes. La maladie et la pathologie ne seraient que des appendices de la santé et de la physiologie dont celles-ci contiendraient toute la théorie et la véritable science. Vieux praticien, j'avais cru que la nature et le traitement des maladies n'avaient à s'occuper que secondairement de leur mécanisme; que le déterminisme ou que la forme des symptômes ne jouaient pas le rôle principal et n'étaient pas le pivot du pronostic et de la méthode curative dans l'impaludisme, la syphilis, la pathologie puerpérale, celle de la scrofule et de la goutte, etc., et que ce déterminisme est d'autant moins important que la maladie est plus fortement individualisée, plus spécifique, plus maladie, en un mot, et réciproquement. On peut même dire, que dans les cas où ce déterminisme est plus important, il l'est encore moins que la considération de la nature du mal. Or, si la nature de la maladie ne peut être connue que par les symptômes, et si les symptômes sont, au fond, des actions physiologiques, le côté de leur double aspect le plus intéressant à étudier en nosologie et pour le médecin sera donc le côté pathologique; car il est susceptible d'une observation et d'une appréciation primitives, et jusqu'à un certain point distinctes, que vient compléter la connaissance du mécanisme physiologique.

Je sais combien ces observations nécessaires sont difficiles; mais je sais qu'elles représentent des réalités aussi positives que santé et maladie. C'est à cause de ces obscurités inévitables et de la réalité de leur objet, que j'insiste, que je martèle l'idée coup sur coup pour l'enfoncer mieux, au risque de ressasser mes lecteurs. Il est certain, en effet, que la différenciation et l'intégration essentiellement réciproques des deux éléments dont se composent la maladie et la santé, savoir, le symptôme et l'acte physiologique normal, sont le nœud où, selon l'expression de Pascal, la dispute que j'élève contre la médecine expérimentale, prend ses tours et ses retours. Si la maladie n'est pas un être, elle a de l'être; et la classification nosologique la plus naturelle, la plus profonde, la plus pratique, tant au point de vue de la médecine de l'individu que de la médecine de l'espèce, serait celle où les maladies se rangeraient suivant leur degré plus ou moins complet d'individualisation ou de spécificité, et au contraire, de communauté et d'accidence.

Il y a, dans l'idée de cette classification, de quoi rapprocher les extrêmes sans compromis et sans éclectisme. Ceux qui ne veulent voir dans la maladie qu'un accident, qu'une déviation éventuelle de la santé,—comme les médecins physiologistes, — peuvent satisfaire leur esprit et caresser leurs théories, se repaître des explications symptomatogéniques qui leur plaisent et où brille leur science, sans que pourtant leur doctrine triomphe au fond, car dans la maladie la plus indéterminée, la moins spécifique, il y a toujours un certain degré d'altération ou d'hétérogénie. Au contraire, les partisans du nosologisme, où les maladies sont classées comme des êtres, trouvent dans les maladies fortement spécifiques, virulentes et contagieuses, des exemples qui semblent autoriser leur système, sans leur donner cependant le droit de regarder la maladie comme un être et de la traiter en conséquence, puisque, après tout, elle n'est pas indépendante de nous, et qu'on ne l'en a jamais vue séparée. Si j'ajoute qu'on voit des maladies spécifiques et contagieuses perdre ces caractères pour devenir communes quand cesse l'épidémicité qui avait concentré et individualisé leur principe; et réciproquement, des maladies communes et sporadiques revêtir la spécificité et la contagiosité en prenant le caractère épidémique, il deviendra évident que les maladies contractent plus ou moins d'être et de spécificité ou de déconcentration et d'accidence, suivant certaines circonstances internes ou externes dont les unes sont bien connues et les autres encore ignorées.

Il est une méthode ou un champ d'observation où la médecine trouve beaucoup plus à recueillir que dans les laboratoires de pathologie expérimentale, c'est l'anatomie comparée et l'embryologie, avec leur pathologie correspondante; enfin, la médecine vétérinaire, qui en est le complément. Ici, rien n'est artificiel et contrefait. C'est le livre de la nature ouvert devant nous, qui se continue dans des procréations incessantes et nous dévoile ses secrets. C'est là que nous pouvons prendre le principe des choses sur le fait; car les lois de la procréation et de la création ne peuvent pas différer essentiellement.... Je vais plus loin : La maladie, non-seulement nous altère, mais elle nous dégrade ou nous infériorise. Nos tissus organisés, leurs éléments, nos organes et nos fonctions altérés et dégradés par les maladies, descendent l'échelle des tissus, des organes et des fonctions. La maladie nous rapproche des êtres inférieurs de la série animale et même végétale; et nos productions morbides, nos néoplasies prennent remarquablement, en raison de leur gravité et de leur incurabilité surtout, les caractères généraux des tissus dont sont formés les animaux placés plus ou moins bas dans l'échelle. Ce laboratoire où nous avons été faits nous-mêmes, ne vaut-il pas ceux que nous faisons et où nous contrefaisons sans jamais engendrer, tandis que la nature ne fait rien et engendre toujours?

Mais l'expériment est plus prompt que l'expérience et moins difficile. Celle-ci compte par siècles, comme toutes les méthodes naturelles, et l'expérimentation par jours. Cependant, on aime mieux montrer ce qu'on fait que ce que fait la nature. Il faut une science plus large que l'expérimentale, pour remettre en place dans un organisme vivant et réintégrer dans l'ensemble avec ses rapports naturels, ce qu'on y a dérangé par une section, une ligature, une mutilation. En observant les analyses et les synthèses que la nature opère sans cesse sous nos yeux, on voit ce qu'elle fait, car tous les éléments de ce qu'elle fait sont dans leurs rapports natifs ; ils sont donc toujours en évolution, toujours engendrés.

IX

Éléments ou propriétés morbides de l'organisme. — Ils sont innés et se manifestent au milieu de la santé sans que nous soyons véritablement malades : douleur, spasme, hémorrhagie, etc. — La physiologie devrait renfermer l'étude de ces éléments compatibles avec la santé et qui sont le trait d'union entre celle-ci et la maladie comme entre la physiologie et la pathologie. — La médecine n'est pas une science d'expérimentation, mais d'observation. — L'observation est aussi active que l'expérimentation. — L'expectation n'est pas une méthode passive. — Les résultats de la médecine expérimentale ne s'appliquent qu'aux faits les moins importants de la clinique médicale.

Que veut dire M. Cl. Bernard par ces paroles : « On serait complétement dans l'erreur si l'on admettait des entités, des principes morbides en dehors de la physiologie ? » Il a sans doute voulu dire : en dehors de l'organisme,... Je serais très-heureux que telle eût été sa pensée ; car nous serions d'accord. Cependant, je crains que son opinion n'implique celle-ci : La physiologie, et, par conséquent, la pathologie expérimentale, — qui, suivant moi, ne peut conduire qu'à la symptomatogénie ou à l'interprétation physiologique des symptômes et non à la connaissance de la maladie, — la physiologie explique tout, même la pathologie, et c'est à peine si on a besoin de l'observation clinique pour connaître celle-ci. On est d'autant plus porté à comprendre ainsi ces paroles, que l'esprit qui anime le haut enseignement de l'éminent expérimentateur dont je discute les idées, est entièrement conforme jusqu'à présent, à la signification beaucoup trop physiologique que j'incline à lui donner. Si mon interprétation n'est pas inexacte, c'est autant la faute de la manière dont la physiologie est comprise et enseignée, que la faute de M. Cl. Bernard lui-même.

Il est certain, en effet, que la maladie vient de nous, et que le milieu extérieur n'en fournit que les causes excitantes et les conditions. La cause, les causes efficientes sont incontestablement en nous, et nous sommes bien les auteurs involontaires des maladies qui se forment au plus intime de notre substance. Nous en apportons en naissant tous les éléments, ils nous sont véritablement originels. L'homme est donc naturellement conçu dans la maladie, ou, plutôt, il naît avec tous les éléments nécessaires pour la former. Par éléments des maladies, j'entends ces propriétés morbides générales et innées sans lesquelles aucune maladie particulière ne serait possible : la douleur, le spasme, la congestion, l'hémorrhagie, l'irritation, le flux, le ramollissement, l'induration, l'hypertrophie, l'atrophie, etc. Ces propriétés morbides ou ces éléments des maladies pourraient sommeiller en nous toute la vie sans se manifester jamais, si des causes internes ou externes ne les excitaient et ne les groupaient de mille manières pour former les symptômes dont la coordination et la succession traduisent les maladies, comme les lettres, les syllabes et les mots sont les signes dont l'arrangement et la suite traduisent les idées. On les voit apparaître, on les éprouve sans maladie, je veux dire sans être affecté pour cela d'une maladie déterminée; on les voit, dis-je, apparaître dès qu'on viole quelque loi de l'hygiène, ou qu'on exerce trop ou trop peu tel ou tel organe. L'excès de travail intellectuel cause une douleur de tête, des éblouissements, une sorte de paralysie ou d'incapacité de la pensée; il en est ainsi d'un exercice musculaire exagéré. Une indigestion simple, causée par un excès d'alimentation, n'est pas une maladie; et cependant, elle occasionne des douleurs, des vomissements, de la diarrhée, quelquefois du délire, de la syncope, etc... J'en pourrais dire autant des surexcitations ou du repos excessif de tous nos sens, de tous nos organes. On peut donc établir qu'à chacune de nos propriétés physiologiques, est substantiellement attachée une propriété morbide ou pathologique, malaise, douleur, troubles fonctionnels infiniment diversifiés, qui nous avertissent que nous avons dépassé la limite physiologique, et que la maladie serait sur le point de commencer. Cela prouve deux choses : la première, que ces éléments pathologiques ne sont pas la maladie, mais les matériaux des symptômes qui, imprégnés de la nature ou de l'espèce de la maladie, la traduisent ou la représentent chacune selon cette nature ou cette espèce, de telle sorte, que la douleur de la goutte n'est pas celle de la dartre, qui n'est pas celle du phlegmon, etc., et que les spasmes, qui sont des mouvements morbides ou sans but, sont entre eux comme les névroses spéciales qu'ils représentent, etc., etc.,.. On me dira que ces symptômes, ces douleurs, par exemple, ont telle ou telle forme, non parce qu'ils sont goutteux, herpétiques, etc..; mais parce qu'ils ont leur siége dans telle ou telle partie qu'ils affectent de telle ou telle façon; ce que j'ignore si peu, que je demande à mon tour à ceux qui pourraient croire que je fais en ce moment de l'ontologie, pourquoi la goutte affecte les nerfs de telle ou telle façon, l'herpétisme de telle ou telle autre, ce qui nous ramène toujours, comme on le voit, aux différences plus ou moins spécifiques des maladies. Non, je ne sépare pas plus les maladies des organes que je n'en sépare les fonctions, pas plus d'ailleurs que je ne sépare l'esprit du corps, et Dieu de l'univers. J'ai enseigné, sans être matérialiste, l'activité essentielle de la matière à beaucoup de matérialistes de nos jours qui n'en ont aucune idée

Si notre état normal, si la santé suppose en nous l'existence immanente des propriétés ou éléments morbides, il s'ensuit que l'eucrasie supposée par le physiologiste est un idéal comme la parturition indolente, la dentition simple, la puberté franche, la ménopause innocente, la mort naturelle et sans agonie; que, pour être réelle et pratique, la physiologie devrait faire l'histoire de nos éléments ou propriétés morbides; montrer qu'il y en a une ou plusieurs attachées à chacune de nos actions saines; dans quelles circonstances elles se manifestent, et ce qu'il faut faire pour qu'elles restent toujours latentes, etc. De cette manière, la physiologie préparerait à l'étude de l'hygiène, qui est le domaine immédiat de ses applications, son côté pratique et bien plus médical que ne l'est la pathologie. Entre celle-ci et la physiologie se place, en effet, un règne immense dont les faits ne peuvent pas être directement déduits de la science de la vie normale, mais exigent, au contraire, une observation et des études nouvelles, spéciales, d'une variété infinie.

Plusieurs personnes qui ont la bonté de me lire, m'objectent que, quoi que je puisse dire, la physiologie doit tout contenir et tout expliquer, santé et maladie, puisqu'elle est la science des organismes vivants. J'en conviens assez, car je professe que les maladies se forment en nous et de nous ; mais je soutiens que notre physiologie, notre science actuelle de l'homme, ne renferment rien qui puisse conduire directement à la nosologie. Chacun de nous parle de son époque et pour son temps. Je désire que la physiologie scrute un jour l'animal et l'homme assez profondément pour nous en déduire immédiatement la médecine (maladies et remèdes), mais j'ai de la peine à le croire.

J'ai moins de peine à espérer que les maladies s'atténueront de plus en plus,... toujours,... indéfiniment,... si nous sommes très-sages,....

C'est l'hygiène et non la pathologie qui peut être un corollaire direct de la physiologie, de la physique, de la chimie, etc... Elle en sort comme de soi. J'offre par cette observation, et en renfermant dans la physiologie l'étude des propriétés ou éléments morbides de l'économie, j'offre, dis-je, à la médecine expérimentale un trait d'union, le seul naturel et positif qui existe entre la physiologie et la pathologie. Les maladies proprement dites, objet de celle-ci, sont, en effet, très-distinctes de l'ensemble des propriétés morbides de l'organisme. Elles supposent un centre d'altération, un état parasitiforme spontanément formé en nous, ayant pour siége les fonctions vitales communes d'où elles imprègnent toutes nos manifestations, en faisant de nos éléments morbides innés, des symptômes qui, excités par tel ou tel principe de maladie, révèlent celle-ci et la traduisent, comme nos propriétés vitales saines révèlent et traduisent les actes de notre santé. C'est ce fond, c'est ce blastème pathologique formé spontanément en nous et de nous, que la médecine expérimentale ne peut que superficiellement et faussement contrefaire.

On voit maintenant, je l'espère, que, quoi qu'en dise M. Cl. Bernard, il y a des entités, des modes d'existence morbide très-bien définis et même spécifiques en dehors, non de l'organisme, sans doute, mais de la physiologie; que celle-ci, quoique étant la science de l'économie saine et normale, devrait ajouter à son enseignement l'histoire de certains états qui sont au fond de la santé de tout le monde, et se manifestent sans constituer des maladies proprement dites, dès qu'une fonction ou un acte vital sain quelconques ne restent pas dans les limites fixées à chaque individu suivant son degré de force ou de faiblesse, de résistance ou de susceptibilité. La tension excessive d'une de nos activités saines suffit, en effet, à éveiller une propriété morbide correspondante dont l'existence, je le répète, ne constitue pas une maladie, mais dénonce seulement notre fragilité et notre altérabilité. Cette observation montre le trait d'union ou la transition entre la santé et la maladie, la physiologie et la pathologie; elle indique le joint vrai de leurs rapports; elle accuse également leur différence profonde, si étrangement méconnue par la médecine expérimentale, et source de toutes ses erreurs.

M. Cl. Bernard dit, par exemple : « La médecine est une science d'expérimentation. » Ces mots, il y a soixante ans, auraient été pris dans un autre sens. Ils auraient éveillé l'idée de médecine appuyée sur l'expérience, ou de science d'observation. Aujourd'hui, on ose nous dire que la médecine est une science fondée sur l'expérimentation.

Cependant, l'expérimentation est justement le contraire de l'expérience. Il est, à mes yeux, trois grandes sources d'information pour la physiologie : l'anatomie comparée, l'embryologie, la pathologie. L'expérimentation sur les animaux vivants vient en quatrième ordre. Elle est invoquée pour vérifier, décider en dernier ressort, mais toujours sous la haute sanction des trois premières méthodes, des points de détail, des théories toutes partielles, des questions de détermination locale et de précision anatomique. Elle fait l'office de certaines lésions pathologiques relativement à la fonction de tel ou tel nerf. Et encore faut-il que ces nerfs soient pris hors de l'encéphale, parce que, lorsqu'on expérimente sur quelque partie des centres nerveux, la solidarité de ces parties est telle, les résultats de l'observation des lésions pathologiques ou des vivisections sont si divers et si contradictoires, que le doute est au bout de chaque fait, et montre à tout le monde, excepté aux expérimentateurs eux-mêmes, qu'ils ne savent trop souvent ni ce qu'ils ont fait, ni ce qu'ils croient voir.

Administrer un médicament pour la première fois, n'est pas faire de la médecine expérimentale : autrement, on en ferait toujours; car on ne sait jamais exactement ce qui arrivera quand on pratique une saignée, qu'on donne un vomitif ou qu'on prescrit un remède important dans un cas quelconque, même avec la plus sévère attention.

Expérimenter, c'est agir dans un but de pure science et tout simplement pour s'instruire et savoir, sauf à faire plus tard l'application utile des expériences qu'on a tentées. Voilà pourquoi on n'expérimente que sur les animaux : l'expérimentation proprement dite, faite sur l'homme, pouvant être quelquefois un crime. La médecine n'est donc pas une science d'expérimentation, mais une science d'observation qui s'éclaire de tout, même des expérimentations sur les animaux. Je ne me sens pas détourné de cette opinion par l'opposition que M. Cl. Bernard voudrait établir entre l'expérimentation et l'observation, quand il dit que la médecine expérimentale est la médecine active, et la médecine d'observation la médecine passive ou expectante. Non, je ne comprends pas cette distinction; elle m'échappe tout à fait. Y a-t-il rien de plus actif que l'observation et l'observateur devant un malade? Est-ce être passif que de chercher des rapports complexes et profonds, et que de remonter quelquefois avec l'effort de génie, à des causes cachées? N'est-on actif, dans les sciences naturelles, que quand on coupe, lie, injecte? Faut-il donc, pour éviter le reproche de médecin passif, expectant, méditant sur la mort, traiter l'homme malade comme les animaux bien portants dont on interroge violemment les organes avec le couteau, les poisons, les virus? La médecine n'a pas pour fonction de savoir. Savoir, pour elle, n'est que le moyen : c'est agir qui est le but. Quand la nature, placée par moi dans des conditions de repos nécessaire et hors de l'atteinte des influences nuisibles, fait mieux que je ne ferais, et que c'est à ma science que le malade doit les bienfaits de cette observation savante et armée, j'estime qu'en laissant agir ainsi l'organisme vivant suivant des lois révélées par l'observation des siècles et très-activement étudiées, j'agis mieux qu'en me mêlant de troubler ces lois salutaires par des expérimentations contraires aux enseignements de l'expérience. Mon affaire est de n'agir que quand la nature, dont je suis le ministre, est déviée. Encore une fois, je ne veux pas être savant pour l'honneur de l'être, mais pour les secours que mon art en tire dans l'intérêt des malades. C'est mon *criterium*. La médecine doit se préoccuper de la science, non pour elle-même, mais pour l'art. En toutes choses, je veux le redire, faire est au-dessus de savoir, le cœur ou le vouloir au-dessus de l'esprit, l'art au-dessus de la science, la médecine au-dessus de la pathologie. Dites tant qu'il vous plaira que la médecine n'est rien sans l'anatomie et la physiologie exactes, je vous réponds que pourtant, elle a existé rudimentairement et simplement sans ces sciences et avant elles, parce qu'elle naît d'un besoin primordial et instinctif qui précède toute science. Le premier qui a vu souffrir son semblable et a cherché à le soulager, a fait de la médecine. La première conséquence à tirer de la connaissance des lois de l'organisme vivant, c'est que, quand il est aux prises avec des causes nuisibles simples, des corps étrangers innocents par eux-mêmes, ou avec des altérations spontanées non délétères et non malignes, il est doué de forces éliminatrices de la cause qui a nui, et réparatrices des désordres qu'elle a causés. Telle est la première conséquence médicale qui doive sortir de la physiologie; telles devraient être les premières démonstrations de la pathologie expérimentale, si la chirurgie, la médecine d'observation simple et quotidienne, cette médecine qu'on appelle dédaigneusement contemplatrice de la mort, ne nous l'avaient révélé et n'étaient devenues par le génie d'Hippocrate, le point de départ et le fondement indivisibles de l'art et de la science. La physiologie vraiment médicale est celle qui conclut d'elle-même, avec l'expérience et sans expérimentation, à nous manifester les lois générales de l'organisation dans la santé et dans la maladie. Or, ce qu'on appelle la médecine expérimentale, qui n'est, après tout, que de la physiologie, ne sait conclure qu'à des applications de détail, qu'à des explications de symptômes très-souvent erronées, plus souvent encore, peu utiles.

Les abus de la physiologie en médecine, la précision de la séméiologie et de l'anatomie pathologique, nous ont jetés dans un diagnostic d'Institut, pure autopsie clinique qui illustre la science de détails trop souvent vains et peu profitables à l'art; car, en médecine, tout cela n'est souvent que fausse exactitude, ou plutôt, exactitude fausse, qui n'est pas l'exactitude médicale, ou celle qui fournit des éléments à la thérapeutique et au pronostic. Il y aurait bien des choses à dire sur ce que c'est qu'un fait médical, sur ce qui le distingue d'un fait physique, chimique, physiologique, etc. Les applications et les explications de la médecine expérimentale sont toujours de second ordre; elles ne sont bien des fois qu'un luxe médical, et généralement plus faites pour orner la physiologie que pour accroître la médecine pratique.

En pathologie interne, les maladies générales sont les plus ordinaires et les plus importantes; elles forment son domaine presque entier, tant dans l'ordre des maladies aiguës que des chroniques. Or, les faits de la médecine expérimentale s'appliquent bien mieux aux affections locales qu'aux maladies générales. A celles-ci, conviennent, au contraire, les lois fournies par la physiologie générale. C'est éclairés par celle-ci, que les grands médecins de tous les temps, Hippocrate, Galien, Paracelse, Van Helmont, Sennert, Fernel, Baillou, Stahl, Glisson, Sydenham, Hoffmann, Stoll, Quesnay, Borsieri, Pierre Franck, Cullen, Bordeu, Hunter, Bichat, Barthez, Broussais, etc..., ont bâti, pour ainsi dire, l'édifice de la médecine. Plus tard, il a été orné, fouillé, meublé par les derniers venus des modernes : applications scientifiques nécessaires et brillantes, que l'art s'est merveilleusement assimilées.

X

On observe bien mieux en clinique humaine que dans le laboratoire, les faits principaux que prétend nous donner la médecine expérimentale. — La panspermie nosologique. — Ses invraisemblances. — Sa stérilité.

Les progrès imprimés à la médecine actuelle par l'histologie et par la doctrine des fermentations ou des maladies zymotiques, dérivent bien plus de la physiologie générale que de la pathologie expérimentale qui ne brille, il faut bien le répéter, que par des déductions ou des applications d'expériences toujours limitées à un point circonscrit plus curieux à connaître que vraiment clinique. Voilà pourquoi l'histologie a fait faire à la physiologie et à la pathologie générales intimement solidaires, beaucoup plus de progrès que n'en réalisera jamais la médecine expérimentale; car celle-ci n'explique que le côté physiologique du symptôme. Or, on le sait, le symptôme est beaucoup plus intéressant pour la médecine au point de vue pathologique, révélateur de la nature de la maladie, qu'à titre de révélateur du mécanisme physiologique. Bichat appelait médicale son anatomie générale.

La médecine expérimentale ne nous apprend rien sur les maladies générales; je veux dire qu'elle n'y explique et n'y éclaire rien. Nous avons à peine besoin d'elle dans cette partie la plus importante et la plus universelle de la clinique interne. C'est même la clinique qui lui a fourni ses types. Elle ne sait que les contrefaire grossièrement, et il ne nous en revient rien, car nous les voyons tous les jours se former sous nos yeux. Elle en emprunte les produits sans pouvoir les reproduire. Il n'en résulte que des empoisonnements, ou plutôt, des infections imposées et toutes faites : des maladies réelles, jamais. On inocule ou on injecte des matières septiques ou des virus, et que m'apprend-on par là que je n'observe mieux en clinique humaine? Une quantité infinitésimale du sang putréfié d'un animal, inoculé à un autre animal, lui donne une fièvre septicémique mortelle, et le sang de ce dernier contient des bactéries, etc... Ne sais-je pas qu'une quantité non moins infinitésimale des miasmes exhalés par un malade morveux, typhoïde, charbonneux, varioleux, scarlatineux, etc..., aura les mêmes effets, avec ou sans vibrions à l'autopsie? car je ne sache pas que, dans ces maladies, le sang humain extrait pendant la vie renferme ces microzoaires. Sont-ils donc ~~cause~~ ou effet dans la fièvre typhoïde à forme putride et dans les autres maladies plus ou moins analogues? S'ils sont cause, d'où viennent-ils? De l'atmosphère sans doute. Alors, tout le monde les inhale et les absorbe, et quelques individus seulement offrent un territoire favorable à leur reproduction. C'est possible, mais non démontré. Or, dans l'école de la panspermie, on se flatte de démontrer expérimentalement tout et toujours... Et puis, ces microzoaires sont perpétuellement les mêmes, quelque différentes que soient les maladies où on les observe. Est-ce probable s'ils sont cause? Et s'ils ne sont que des effets ou des productions ultimes, des agents de fermentation putride posthumes, que prouve leur présence quant à la nature des maladies? Faut-il, pour eux, renoncer à l'idée d'hétérogénie ou de génération morbide spontanée? Toutes les espèces nosologiques seraient donc plus ou moins spécifiquement représentées dans l'atmosphère, et nous n'en serions que les capacités réceptives ou le terrain? Mais ce sol vivant, cette matrice des maladies, est actif ou passif dans la production de celles-ci. S'il est pathogénétiquement actif, il n'a pas besoin d'une semence, d'un agent de fermentation; et cela, d'autant plus que, malgré les belles théories de Sennert, de Rivière, d'Ettmuller, de Sydenham, les maladies ne sont pas tout à fait des fermentations. Cette semence, cet agent sortent de lui, s'en séparent spontanément, et par cette sorte de fissiparité morbide, prennent une vie inférieure et à part qui modifie tous les actes vitaux et est modifiée par eux. C'est, comme je l'ai déjà dit bien des fois dans la présente étude, cette action et cette réaction ou ce conflit, qui constituent la maladie formée, évoluant, exprimée par un ensemble de symptômes synergiques ou d'actions vitales manifestes qui s'empoisonnent à la source même d'où elles tirent incessamment leur force et leur vitalité. Si cette doctrine n'est plus vraie; si elle doit être remplacée par celle de la panspermie et de l'homogénie universelle; si l'organisme, au lieu d'être la source et la matrice des maladies, n'est plus que le récipient ou le terrain de maladies toutes faites au dehors et qui ne demandent qu'un terrain, il n'y a plus à mes yeux de pathologie, d'hygiène, de médecine. Je ne vois plus de différence entre les maladies communes et les maladies plus ou moins spécifiques. Nous n'avons plus à nous soucier de vivre de telle ou telle manière pour prévenir ou éviter les maladies. Spontanéité et spécificité ne sont plus que des mots; l'immunité contre certaines affections, donnée par une première atteinte, n'a plus de sens. Il n'y a plus de contagion, c'est-à-dire que toutes les maladies sont contagieuses ou viennent du dehors, ou ne sont pas contagieuses puisqu'elles ne viennent plus de nous, etc.

On pourrait me répondre que, dans l'hypothèse que je combats, les devoirs de l'hygiène seraient les mêmes que dans celle que je défends; et que si l'organisme humain augmentait indéfiniment son encrasie, les semences morbifiques venues du dehors pourraient exister inoffensivement, le terrain organique ne leur présentant plus désormais sa funeste fécondité. Je le veux bien; mais cela prouverait aussi, que ces semences sont venues primitivement de nous, puisque leur source se tarissant, elles disparaîtraient de l'atmosphère.

Il reste, en effet, à savoir si ces semences ont précédé l'homme sur notre planète; si elles l'attendaient pour le tourmenter et le détruire, ou si ce règne nosologique ne s'est formé dans les nuages qu'après nous. Dans le premier cas, elles ne devraient rien avoir d'humain, être tout à fait étrangères à l'homme, et on ne conçoit pas alors qu'elles aient pour lui une affinité telle, qu'un très-grand nombre n'affectent que lui, ne se reproduisent qu'en lui et par lui. Quoi qu'il en soit, la préexistence des semences des maladies humaines à l'humanité, ne laisse pas que d'être un phénomène assez curieux.

Dans le second cas, c'est-à-dire si les germes des maladies, si la panspermie pathogénétique de l'homme ne s'est formée dans l'atmosphère que longtemps après l'apparition de notre espèce à la surface du globe, je regarde comme très-vraisemblable que ces germes se sont amassés, classés et catégorisés après avoir été exhalés par les individus et les populations. Dans cette hypothèse, c'est l'homme, ce sont les sociétés qui les auraient formés, et l'atmosphère n'en aurait que le dépôt. C'est donc à l'atmosphère, c'est donc à ces légions funestes que l'hygiène devrait adresser ses moyens préventifs. Elle ferait ainsi la médecine des germes. Ils devraient être plus faciles à détruire dans l'atmosphère, quand ils ne sont encore que des monades éphémères, que quand ils se sont introduits en nous et ne s'y sont révélés qu'après y avoir déjà produit des altérations graves et même mortelles. Gigantesques mais vaines suppositions! J'espère que les magnifiques travaux de M. Pasteur, qui ont déjà eu de si belles applications, en auront d'autres que celles-là dans l'avenir. Je crois aussi, que sa doctrine rencontrera dans la pathologie, des faits et des objections qui lui enlèveront le caractère intolérant et antiphilosophique qui menacerait de la faire descendre au rang d'un système.

Nous resterons les auteurs de nos maladies en vertu de notre altérabilité et de notre mortalité, et nous nous en rachèterons indéfiniment par notre empire sur nous-même, par le développement, l'élévation toujours progressifs de nos facultés supérieures, et en assainissant, en civilisant de plus en plus la terre qui nous a été donnée pour domaine.

XI

Thérapeutique expérimentale. — C'est la toxicologie. — Son utilité et ses conditions. — Susceptibilités thérapeutiques individuelles et personnelles inappréciables en médecine expérimentale. — Conclusion sur la valeur de cette méthode.

La médecine expérimentale a son complément nécessaire dans la thérapeutique de même ordre. On fait celle-ci en administrant des médicaments et des poisons aux animaux, à des doses que l'on n'oserait pas prescrire chez l'homme. On peut observer alors librement et constater après la mort des animaux, les effets, les symptômes et les lésions produits par ces agents. La thérapeutique humaine recueille de ces expériences des enseignements très-précieux, indispensables même, dont l'art ne peut guère plus se passer que la science, et qui font faire tous les jours à l'un et à l'autre de sérieux progrès.

La médecine expérimentale continue sous ce rapport l'œuvre anciennement commencée de la toxicologie. Je trouve que c'est le chapitre le plus utile et le moins contestable de la médecine de laboratoire. Ici, on n'a pas la prétention d'imiter la clinique, de faire des maladies qu'en tant qu'humaines, et même qu'animales, on ne sait que parodier. On fait ce qu'on ne peut pas chez l'homme : on observe l'action pathogénétique des médicaments et des poisons dans toute leur puissance et toute leur étendue, depuis des effets innocents jusqu'à des effets graves et funestes. On en a ainsi toute la gamme, depuis la force suffisante à la thérapeutique jusqu'à la force nocive, vénéneuse, mortelle. On ne dépasserait la limite, on ne tomberait dans les erreurs de la médecine ou de la pathologie expérimentale, que si on administrait les agents de la matière médicale dans le but de traiter par eux les maladies contrefaites chez les animaux. Pourtant, l'aberration de la médecine artificielle a été poussée jusque-là.

Quelque utile que puisse être la toxicologie expérimentale à la thérapeutique humaine, il faut bien se garder de transporter purement et simplement à celle-ci les données approximatives qu'elle fournit. Ces résultats sont des indications, des directions précieuses, rien de plus. Que d'erreurs ils renferment pour celui qui ne les accepte pas sous bénéfice d'inventaire et après bien des tâtonnements ! Il suffit de dire que ces expériences sont faites sur des animaux bien portants, et qu'il s'agit de les appliquer à l'homme malade, à l'homme dont la sensibilité, les manières d'être, toutes les réactions sont altérées par des maladies diverses qui le modifient diversement, pour faire voir l'abîme qui sépare les données brutales de la toxicologie, de la délicate responsabilité des applications thérapeutiques.

Chez les animaux, l'âge et le volume sont presque les seules choses à considérer au point de vue des doses. La différence des susceptibilités individuelles n'existe presque pas. Chez l'homme, il y a par rapport aux maladies et aux remèdes, des susceptibilités non-seulement individuelles, mais des susceptibilités personnelles. La moralité et la responsabilité qui en découle, font seules la personne. Il est juste de dire, d'ailleurs, que plus on descend dans l'échelle animale, plus les êtres sont égaux, et qu'on voit les susceptibilités, comme les différences individuelles, s'accentuer au fur et à mesure qu'on s'élève vers les animaux supérieurs. On peut même ajouter que, dans les sociétés humaines, les mêmes maladies et les susceptibilités thérapeutiques pour les mêmes remèdes, varient d'autant plus dans leurs formes, leurs complications, leur pronostic, et offrent d'autant plus d'imprévu et de caractères distinctifs et personnels, que les individus ont cultivé davantage leur esprit et leurs sentiments; qu'ils occupent un rang plus élevé dans la société; qu'ils sont plus du monde, comme on dit, plus nerveux et plus originaux; qu'ils ont, en un mot, une personnalité plus marquée. Quand on a exercé son art quarante ans dans de telles conditions, on commence à comprendre que les applications de la thérapeutique expérimentale ne sont pas simples, et qu'il faut se défier des médicaments qu'on ne peut pas expérimenter impunément chez l'homme sain d'abord, malade ensuite.

On voit par là aussi que, de même que nous faisons nos maladies et ne les recevons pas toutes faites du dehors comme les animaux en médecine expérimentale, — ce qui met entre celle-ci et la médecine clinique une différence à jamais infranchissable, — de même nous faisons nos médications, en quelque sorte, par la manière dont notre nature et nos susceptibilités personnelles modifient les agents thérapeutiques en se les assimilant, comme lorsque quelques gouttes d'eau de laurier cerise font vomir, que le tartre stibié donne des hémoptysies, et l'opium de l'insomnie, etc., etc. Il n'y a que les physiologistes de profession qui ignorent cela. Ils l'ont bien entendu dire; mais il y a autant de différence entre entendre parler d'une chose et l'éprouver, la pratiquer tous les jours, qu'entre la science purement spéculative et l'art. On peut donc affirmer que, quels que soient les services dont la thérapeutique expérimentale est capable envers la thérapeutique humaine, elle est incapable de lui donner des lois.

La médecine expérimentale fera bien de réfléchir à tout cela. Pour la pratiquer avec discernement et en faire de temps en temps des applications capables d'éclairer quelques points de la médecine de l'homme, il faudrait être tout à la fois grand expérimentateur et grand médecin. On a entrevu cela dans J. Hunter, qui, en grand pathologiste qu'il était, se servait encore plus de l'anatomie comparée et de l'embryologie que de la médecine expérimentale : on ne l'a pas vu depuis; on le verra peut-être un jour. Ce fait, qu'il faut bien méditer, que la maladie vient de l'homme et se forme latemment et lentement en lui et de lui, ne permettra jamais à la médecine expérimentale d'être autre chose qu'une méthode capable d'imiter, de contrefaire les symptômes et les lésions de nos maladies : les symptômes qui sont des lésions de l'ordre extérieur ou de la vie animale, et les lésions qui sont des symptômes de la vie organique ou végétative. Elle imitera seulement leur mode d'évolution extérieure et apparente, leurs rapports, leur enchaînement indépendamment de la maladie, au point de vue purement physiologique : la maladie et la pathologie constituant un ordre à part avec son étiologie, son histoire naturelle, ses lois, que la physiologie ne peut donner.

Ce grand fait que la maladie se forme en nous spontanément et de nous, peut seul expliquer les différences individuelles de la même maladie. Pour le praticien, tout est là. Il n'y a pas de pneumonie, il n'y a que des pneumoniques; pas de phthisie, il n'y a que des phthisiques. Plus les maladies sont chroniques ou personnelles, plus ce principe est vrai.

En plaçant des animaux dans des conditions déterminées de milieu, d'habitat, d'alimentation, de travail, etc., on peut créer chez eux des maladies chroniques en rapport avec la nature de ces milieux et de ces conditions; mais il ne faudrait pas confondre ces méthodes étiologiques et d'entraînement, avec les procédés de la médecine expérimentale. Les maladies produites ainsi sont bien, en effet, des maladies chroniques nées spontanément au milieu d'influences que l'organisme s'est assimilées lentement et naturellement. La spontanéité n'est pas la création *ex nihilo*, mais la génération et la vie.

Il y a loin des secours indispensables que la physiologie nous prête incessamment, à la domination que prétend affecter la médecine expérimentale. Il est clair que, pour interpréter les symptômes d'une affection de la moelle épinière, il faut en connaître les fonctions; que, pour faire le diagnostic exact d'une maladie de l'œil, la connaissance des diverses parties de cet organe ainsi que de leur usage est nécessaire. Mais il n'y a rien de commun entre l'anatomie et la physiologie, sans lesquelles le médecin instruit ne peut faire un pas, et ce système tout nouveau, au moyen duquel on prétend expliquer les maladies de l'homme par les lésions, les mutilations ou les empoisonnements qu'on détermine chez les animaux.

La médecine expérimentale se montre très-utile quand elle cherche sur les animaux, réactifs vivants, si telle ou telle matière provenant d'individus qui ont succombé à des intoxications par des poisons tirés du règne végétal dont la chimie est impuissante à saisir les traces, produit chez ces animaux les symptômes éprouvés par l'homme empoisonné. Il en est de même quand elle fait sur les animaux des inoculations de matières suspectes de virulence, et nous apprend la nature spécifique et contagieuse ou non de ces liquides pathologiques. Voilà des services réels et importants.

L'expérimentation sur les animaux peut apporter aussi à la médecine des données précieuses en explorant toutes les fonctions par l'*Influence des agents physiques sur la vie*. J'emprunte, comme on le voit, le titre d'un ouvrage remarquable publié, il y a déjà bien longtemps, par M. Milne-Edwards. M. Paul Bert se distingue par d'intéressants et utiles travaux dans ce genre. Cette méthode n'a pas la prétention de faire des maladies et de conclure à l'homme. Elle se tient aux environs de la pathologie, et l'éclaire de plus ou moins loin, sans aspirer à la remplacer.

En clinique, il s'agit avant tout de pathologie et de médecine, et l'observation constante des malades est la seule méthode, la source principale et toujours ouverte au médecin. Les expériences sur les animaux ne sont invoquées que pour résoudre une question de précision, faite plutôt pour satisfaire la curiosité scientifique que pour résoudre des difficultés d'un ordre vraiment médical. Faut-il le redire? la médecine expérimentale enrichit infiniment plus la physiologie que la pathologie et la clinique. Toutes les grandes observations sur lesquelles repose la médecine ont été faites sans la médecine expérimentale. Quand on pense que la plus grande découverte de la physiologie, la circulation du sang, n'a apporté pendant deux cents ans que des erreurs à la médecine, et qu'avant elle, on liait les artères, de sorte que la pathologie a plus fait pour cette découverte que cette découverte n'a fait pour la médecine, on est forcément amené à chercher, et on trouve : que la médecine a ses bases qui ne sont pas celles de la physiologie ; et que la connaissance la plus exacte de celle-ci, sans l'expérience et la science cliniques, ne vaut pas au lit du malade, le bon sens pratique d'une hospitalière ou d'un officier de santé modeste.

Je ne me fais pas juge de la question de savoir si, dans les considérations trop longues qu'on vient de lire, j'ai exagéré les erreurs ou affaibli les services que la médecine expérimentale prétend rendre à la pathologie et à la clinique. Je ne suis sûr que d'une chose, c'est que l'enseignement de la médecine baisse d'autant plus que la médecine expérimentale s'élève davantage.

Est-ce l'abdication de la clinique qui laisse le champ libre à la médecine expérimentale? Est-ce l'éclat, est-ce la fécondité pratique de celle-ci qui éclipsent les leçons de la pathologie et de la clinique? Je ne sais au juste, mais j'espère qu'il ne faut voir là qu'un engouement passager, une séduction très-faciles à comprendre et que produit sur les esprits le spectacle de la précision rigoureusement scientifique à laquelle sont arrivées la physique et la chimie par des méthodes qu'on croit pouvoir appliquer sans réserve à la médecine avec les mêmes résultats. On voudrait, on tend à vouloir remplacer la notion d'une fonction ou d'un syndrome pathologique par une de ces formules analogues à celles de l'algèbre, dans lesquelles la chimie renferme la proportion des éléments de tel ou tel composé, oxyde, sel simple ou double, etc. On adaptera bientôt cette méthode exacte à la désignation ou à la formule d'une idée, d'une pensée, d'un sentiment, de tel vice, de telle vertu, etc. L'orgueil, la modestie, la bonté, la méchanceté, etc., ont en nous des causes internes qui se rapportent sans doute à des modifications cérébrales ou ganglionnaires. Ces modifications ne s'opèrent pas sans de certains changements moléculaires ou plutôt sans des changements moléculaires certains qui ont leur racine dans le blastème et dans le sang de chacun. Or, il est à craindre que ces modifications ne se traduisent dans la science de l'avenir par des noms de combinaisons chimiques. Ce seront des chlorhydrates, des albuminates, des urates, des oxalates ou des malates de ceci ou de cela; car, à y regarder au fond, il y a de ceci ou de cela dans nos actions intellectuelles et morales. Il n'y aura plus alors de physiologie, de pathologie, de psychologie et de morale : on ne connaîtra, on n'enseignera que la physique et la chimie réglés de plus en plus par les mathématiques.

Il est sûr, en effet, que tout phénomène psychique et physiologique de l'ordre sain ou morbide, est supporté chez l'homme par des conditions physiques et chimiques, et qu'il ne peut s'exercer sans elles. Cependant, ces phénomènes qui ne peuvent pas se passer d'un tel support, ne sont ni physiques ni chimiques : ils sont placés très au-dessus dans la hiérarchie des forces de la nature. Un homme vivant et pensant tombe d'un lieu élevé, et il tombe presque comme un corps inerte, alors même qu'il ne se tue pas. Il n'est pourtant pas un corps inerte, quoique les conditions de l'inertie soient réelles chez lui et qu'il ne puisse pas exister sans elles. Mais ce n'est pas en tant que doué de la force d'inertie qu'on l'étudie, c'est comme être vivant, pensant, libre, etc. Ainsi en est-il de tous les faits de physique et de chimie pures, qui ne sont que les conditions antérieures ou préexistantes de la vie et de la pensée, et qu'on doit connaître à cause de cela. Il ne se passe effectivement en nous aucun fait interne de ce genre. Ces faits y seraient comme des corps étrangers, c'est-à-dire, contraires, nuisibles ou éliminés. La vie les suppose à sa base, sans tenir immédiatement d'eux ses propriétés spéciales et supérieures.

C'est parce que j'ai vu cette direction excessive et irrésistible du mouvement scientifique actuel, que j'ai cru devoir écrire ces pages en ce qui concerne notre art et la science qui l'éclaire. Ce mouvement qui dévie, finira, je l'espère, par s'éteindre dans ses propres conséquences, qui sont insensées; mais il en restera des acquisitions brillantes et utiles qui illustreront la voie traditionnelle retrouvée et élargie. Si l'esprit cherche et s'agite dans son besoin infini de connaître, c'est toujours la Vérité qui le mène.

BIBLIOTHÈQUE NATIONALE R.F. IMPRIMÉS

PARIS. — Typographie FÉLIX MALTESTE et Cie, rue des Deux-Portes-Saint-Sauveur, 22.

343

www.ingramcontent.com/pod-product-compliance
Ingram Content Group UK Ltd.
Pitfield, Milton Keynes, MK11 3LW, UK
UKHW020404220726
13923UKWH00004B/1729